LE MÉDECIN DEVANT LA MORT

Ce que vous trouverez dans ce livre :

— D'abord, l'essentiel sur un sujet important pour notre foi aujourd'hui. Nous avons invité un spécialiste à traiter cette question dans un langage dépouillé des termes techniques ou du jargon des initiés : tout dire mais de façon compréhensible.

— A la suite de ce texte de base, nous vous proposons des instruments de travail pour vous aider à mieux profiter de votre lecture :

1. *Un plan de travail, c'est-à-dire des fils conducteurs pour aider à la réflexion et pour guider la recherche. Ces plans de travail peuvent être utilisés en groupe.*
2. *Quelques textes bibliques importants.*
3. *Une courte liste de livres. On précise le contenu de chaque ouvrage, son niveau, son degré de difficulté.*
4. *Des suggestions pour faire passer dans votre vie ce que vous avez découvert par ce livre. Comment, à partir de là, changer quelque chose dans votre manière de penser, de vivre, de vous relier à Dieu et aux autres.*

Dr JACQUES SARANO

Le médecin devant la mort

Jusqu'où prolonger la vie
Nos manières de fuir le malade
Devant notre propre mort

Croire aujourd'hui

DESCLEE DE BROUWER/BELLARMIN

ISBN 2-89007-492-7 *Bellarmin*
ISBN 2-220-02443-1 *DDB*
ISSN 0337-1360

Sommaire

CHAPITRE IV

RESPECT OU IDOLÂTRIE DE LA VIE ? DISPOSER DE LA MORT (I)

CHAPITRE V

DISPOSER DE LA MORT (II)

CHAPITRE VI

APPRENDRE A MOURIR, C'EST APPRENDRE A VIVRE OUI A LA MORT, OUI A LA VIE (I)

CHAPITRE VII

OUI A LA MORT, OUI A LA VIE (II)

Chapitre VIII

ART DE MOURIR, ART DE VIVRE

POUR MIEUX TIRER PROFIT DE CE LIVRE

Liminaire

« Mort où est ta victoire ? » (I Corinthiens 15, 55). La mort a plusieurs façons d'être victorieuse.

Il y a d'abord la victoire immédiate, matérielle pourrait-on dire : la mort finit par avoir raison de chacun de nous. Tout ce que nous pouvons faire en ce domaine, c'est la retarder ou l'adoucir. Cette défaite devant la mort ne concerne pas seulement celui qui la subit ; elle concerne aussi les proches et, bien entendu, le personnel médical, dont les efforts et les techniques sont alors déjoués.

Mais cette victoire immédiate de la mort n'est pas la seule. La mort, en effet, n'est pas muette ; sans prononcer de mots audibles, elle nous parle, à nous vivants : elle sollicite notre foi. Je veux dire qu'elle demande qu'on croie en elle. Qu'est-ce que croire à la mort ? C'est, très profondément, ne pas faire confiance à la vie, bloquer en nous et chez les autres toute velléité de naissance. Finalement, c'est croire que la mort a le dernier mot. Cette contre-foi peut prendre bien des visages.

Tout de suite, un mot se présente, paradoxal : la fuite. Oui, la fuite devant la mort confesse notre foi en la mort et nos manières de fuir sont multiples.

Il y a d'abord la fuite pure et simple : on déserte le chevet des mourants. Il est vrai que de nos jours on meurt peu à la maison, ce qui s'explique aisément par les nécessités thérapeutiques. Mais il y a les visites rares ou écourtées. Pendant les visites, il y a les paroles naïvement rassurantes, qui trompent rarement le malade et nous permettent de nous tenir à distance et de la mort et de celui qui va mourir.

Il y a aussi, parfois, une sorte de brutalité : plutôt que de s'avouer leur affaiblissement irrémédiable, on oblige des malades à marcher, à produire des gestes qui les torturent parce qu'ils dépassent leurs forces. Avec toutes les bonnes raisons médicales à l'appui. Ne cherche-t-on pas à leur donner les apparences de la santé ? à voiler le visage de la mort ? La kinésithérapie, pour nécessaire qu'elle soit, peut devenir cruelle.

Les techniques médicales peuvent, elles aussi, fournir un bon alibi. N'ayant pas l'humble courage d'être vraiment là, de faire œuvre de présence, on se fait remplacer par l'appareillage thérapeutique. Cet arsenal est certes indispensable et, puisqu'il existe, il faut l'utiliser, mais un déplacement mental peut se produire : on conjure sa propre panique, sa propre impuissance, en se réfugiant dans la multiplicité des appareils, des analyses, des radios, des perfusions. A la limite, on verse dans le célèbre acharnement thérapeutique. Il y a là quelque chose d'une attitude magique et l'on se cache qu'un moment vient où la plupart de ces interventions ne peuvent servir à rien. Mais on « fait quelque chose » : cela rassure.

Il est impossible de faire un inventaire complet du contenu de ce livre. Le docteur Sarano démasque toutes les hypocrisies, déjoue tous les pièges. Sa lucidité est le fruit d'une longue expérience et d'une attention impitoyable à ses propres réflexes.

Mais n'allons pas croire qu'il s'agit ici d'un manuel de morale à l'usage des soignants ou des proches de ceux qui partent. L'auteur ne nous dicte pas de conduites particulières. On n'est pas dans le registre des « il faut » et « il ne faut pas », des « on peut » ou « on ne peut pas ». Nous sommes plutôt invités à descendre au plus profond de nous-mêmes, là où, la plupart du temps à notre insu, nous prenons nos attitudes déterminantes en face de la mort et aussi de la vie. Etre vrai devant la mort des autres ne se commande pas et ne s'improvise pas ; cela ne dépend pas d'un effort de volonté ni même de réflexion. Toute mort, en effet, nous parle de notre propre mort et nous ne savons pas du tout comment nous nous comporterons quand le moment sera venu. La sagesse populaire dit « il est mort comme il a vécu » ; elle ne se trompe pas. Seulement, savons-nous comment nous vivons ? Quand tous les masques de la comédie que nous nous jouons à nous mêmes et que nous jouons aux autres tomberont, nous

nous retrouverons dans notre vérité, dans notre nudité. Ne soyons pas pessimistes : cette vérité ne sera pas forcément cruelle : elle ne révèlera pas en nous que du mensonge et, croyants, nous savons que notre mensonge lui-même sera pris en charge par Dieu. Il reste que notre attitude devant la mort des autres est une sorte de test de notre vérité en face de notre propre mort et de notre propre vie. Les fuites dont il a été parlé ne sont pas bon signe ; les discerner, les comprendre, les dépasser constitue déjà un premier pas sur le chemin de notre vérité.

Ce livre nous y aide. D'abord en nous décrivant un type de présence aux mourants humain, lucide, fraternel. On peut bien, en imagination, se représenter une telle attitude mais le docteur Sarano fait plus : il nous conduit, au-delà de l'imaginaire, aux démarches qui, peu à peu, nous feront vivre une telle présence.

Bref, c'est de nous qu'il s'agit, de ce que nous croyons être, de ce que nous sommes, de ce que nous devenons. Mais il ne peut s'agir de nous s'il ne s'agit pas aussi de l'autre puisque nous n'existons qu'en nous reliant : la vérité de notre vie, c'est la vérité de notre relation.

Ce livre ne paraîtrait pas dans cette collection s'il n'était le livre d'un croyant. Si notre présentation reste discrète à cet égard, c'est que la foi ne se trouve pas forcément où l'on croit : elle se vit cachée au cœur de nos façons d'être et les « professions de foi » n'y changent pas grand chose.

Il reste que le chevet du frère qui meurt est un des lieux privilégiés où peut se faire la découverte et la rencontre du Dieu vivant.

1.
Difficulté d'accorder nos comportements avec nos convictions

1. Ce qu'il faut faire, nous le savons

Depuis le temps qu'on meurt, comment se fait-il que nous ne sachions pas mieux mourir ; et nous, soignants, mieux aider à mourir ?

Depuis le temps qu'on meurt, tant bien que mal et de toutes les manières possibles : sans faire d'histoires, rassasié, paisible ; dans les tortures infligées par les maladies ou par les hommes ; dans la sérénité (comme Socrate), ou dans l'angoisse (comme Jésus).

Depuis le temps que les sages nous enseignent et que les psychologues nous informent, que des incroyants ont su mourir dignement, que des croyants ont eu la grâce de s'éteindre dans l'espérance de la Résurrection, la crainte du Jugement et la confiance en la miséricorde de Dieu.

Comment se fait-il que, loin de faire des progrès, nous régressions et battions en retraite devant la mort, nous posions et reposions le problème de notre stratégie ?

Nous connaissons parfaitement le catéchisme de la « conduite à tenir » avec nos mourants, en attendant notre tour. Ce qu'il faut faire, je pourrais le réciter par cœur : qu'il ne faut pas se sauver, qu'il faut être présent ; que nous autres soignants — spécialistes du genre et endurcis, enrichis par l'expérience —, sachions réconforter par notre sang-froid, encourager du regard fraternel, de la main, d'une parole, d'un silence ; que nous sachions administrer le médicament qui soulage, sans détourner lâchement les yeux et la conversation de l'anxieuse attente du mourant qui, lui, sent le moment venir.

Pas trop de diversions verbales, de propos lénifiants, insignifiants, d'activisme stérile, alors que le mourant et, sans doute, sa famille, auraient besoin d'une écoute et d'un partage sobres. Ah ! cette *vérité*, barrée à la porte de notre oreille et de notre bouche, parce qu'elle me paraît, à moi vivant, insupportable, innommable ! En vérité, l'horreur de la mort est notre problème de vivants, beaucoup plus que celui de nombreux mourants qui, si nous savions recevoir leur message, pourraient nous enseigner [1].

De nombreux exemples de dialogue verbal et non verbal avec ceux qui nous quittent nous le certifient, *il est possible de se bien conduire avec eux, et devant la mort.*

2. Alors pourquoi cette distance entre ce qu'il faut faire et ce que nous faisons ?

Pourquoi cet immense échec collectif, cet arsenal de mensonges, ces conduites d'échec quotidiennes devant la mort ? Pourquoi l'esquive honteuse, la fuite, l'abandon du malade et de la famille à leur solitude ; ou, par une volte-face qui n'est qu'un symptôme inversé de la même lâcheté, pourquoi notre « acharnement thérapeutique », ce délire technique qui, a-t-on dit, « résume nos fantasmes de mort dans une civilisation qui la nie » ? Mais il y a d'autres ruses, d'autres conduites catastrophiques de défense et de fuite, jusqu'au recours magique à la religion elle-même et les conversions de dernière heure...

Non seulement nous n'apprenons pas, mais nous désapprenons à mourir. Pourquoi ?

Si le diagnostic et le traitement de cette « maladie honteuse » du médecin, du soignant, de l'homme d'aujourd'hui nous préoccupe à nouveau, ce n'est pas faute de

---

1. « Ce ne sont pas les bien-portants, profondément enracinés dans l'existence, qui apprennent aux mourants l'*ars moriendi* (l'art de mourir) ; c'est l'inverse » (Hans-Christoph PIPER, « Notre incapacité devant la mort », in *Présences*, n° 120, 1971, p. 44).

colloques sur « la psychologie des mourants »[2], ni faute d'informations, dont la prolifération même mesure notre impuissance croissante.

Voilà toute l'affaire : l'abîme, peu rassurant pour nous et notre civilisation, entre la simplicité souhaitée et possible, et nos pitoyables simagrées, nos efforts désespérés, qui infligent un démenti à nos meilleures intentions et professions de foi. Comment parer à cette *inadaptation* croissante de nos contemporains — soignants, famille, patients, eux-mêmes — à la mort ?

3. Montée de l'individualisme dans une civilisation de riches

L'homme sait qu'il va mourir

L'homme n'est pas adapté à sa mort[3], « il sait qu'il va mourir » : prix de la conscience, de l'individualité, qui ont surgi et se sont affinées au cours de l'évolution. L'homme s'est désadapté de sa mort par le même processus prodigieux de « manque » et de désir, lesquels, le désadaptant d'abord à sa vie, l'ont projeté dans le cosmos, la conquête technique, l'invention, le progrès. Les progrès de la connaissance par l'intelligence, si féconds pour améliorer les conditions de vie, ont atrophié une autre connaissance, directement enracinée dans la Terre-Mère, la Vie et la Mort. Déjà la sépulture et le culte des morts témoignent de cette désadaptation, et de la parade culturelle et rituelle suscitée par cette brèche existentielle.

Nous ne sommes pas si éloignés des postures de défense et de compensation des civilisations dites primitives ; sinon que, tout compte fait, elles étaient plus efficaces. La nôtre, privée du Sacré traditionnel, affronte la mort les mains nues.

---

2. Cf. notamment les travaux du Dr Elisabeth KUBLER-ROSS, son livre *On death and dying* (Londres, 1970) et ses conférences, in *Revue de Gérontologie* (n° 9, 10, 11 G.E.R.S.P.P.A. 16 r. Oberkampf, Paris 11e).

3. Cf. Edgar MORIN, *L'homme et la mort*, Seuil, Paris.

Dans un hôpital de New york, un psychologue fit l'expérience de s'asseoir, chronomètre en main, dans le couloir d'un service... Il nota que les infirmières accouraient à l'appel des malades en voie de guérison, tandis qu'elles répondaient sans aucun empressement à l'appel de ceux qui étaient sur le point de mourir... Elles furent tout à fait surprises... Leur comportement exprimait inconsciemment un réflexe de défense devant la mort...

Elisabeth Kübler Ross a remarqué combien sont nombreux les ecclésiastiques qui... utilisent la Bible... pour se détourner de toute communication véritable... (H. Ch. Piper, o.c.).

« Un prêtre de très grande valeur me confiait un jour : Quand je veux rendre visite à un malade, il m'arrive d'être pris de panique ; de faire demi-tour, de n'y aller que le lendemain » [4].

La fuite devant la mort

Nous exigeons beaucoup des aumôniers, des familles, des infirmières, des médecins : accompagner des mourants et des mourants tout au long de leur vie. Car, il faut bien le dire, s'il est humain de mourir (quelle banalité !), il n'est pas moins inhumain de mourir, et l'on ne s'y fait pas si facilement, puisqu'il faut une préparation ! Spontanément, on fuit. Les exemples rapportés plus haut ne concernent pas des plaisantins, mais des hommes et des femmes sérieux, consciencieux, dévoués, et qui devraient être habitués...

Le médecin est un homme comme les autres, avec sa propre angoisse de la mort : il se réfugie dans la technique, comme le prêtre sort sa Bible, dans une civilisation où la technique a remplacé le sacré.

La richesse et la mort difficile

Chaque civilisation s'est efforcée de trouver une médication contre la finitude. La nôtre, gâtée par ses conquêtes

4. *Le médecin devant la mort,* in Médecine de l'homme, n° 11, janvier 1969, p. 11.

magnifiques au plan des moyens (soulager, prolonger la vie), infirme au plan des fins (affronter la douleur et la mort, leur trouver un sens), nous laisse plus désarmés quand il s'agit d'abandonner ces conquêtes. Elle s'est vouée au mieux-être matériel, en écrasant tout sur son passage : les autres civilisations moins agressives, la nature, Dieu et sa Promesse. Pourquoi nier cette évidence : notre fragilité devant la mort est la rançon de nos gains en espérance de vie, en biens matériels, en confort.

Une civilisation de riches, cela se paie :

a) La montée dangereuse des besoins, exigences et revendications de tous bords, toujours insatisfaits, toujours insolvables ; et l'âpre convoitise, et le mécontentement permanent, et cet état de dépendance qui, en panne de frigidaire, d'eau courante ou d'analgésiques, nous rend plus nus, plus misérables qu'un Papou dans sa forêt.

b) Plus grave encore, et qui nous ramène à notre sujet : possédant beaucoup, désirant posséder plus et plus longtemps encore, nous sommes peu préparés à lâcher. Plus on a gagné, moins on sait perdre (définition du « conservateur »).

Or la *vie* est la dernière chose que l'individu bien nourri et chauffé soit disposé à lâcher, surtout si la médecine a formulé des promesses mirobolantes.

Contraints à se dépasser

Les peuples les plus misérables sont ceux où l'on meurt le plus simplement. La vie leur a tant mesuré ses biens, qu'il n'ont quasi rien à perdre. C'est mathématique. La mort est familière, elle leur prend femme et enfants à toute heure ; famine, épidémies, ils sont habitués...

Toute participation, toute mobilisation collective pour la survie (catastrophes, guerres, révolutions...), nous guérit de notre petit moi individuel et de la panique de mourir. On ne s'étonnera pas de trouver les « bonnes conduites » devant la mort dans les communautés pauvres ; ou fanatisées par des rites collectifs.

Médecins de riches, dans une démocratie douillette (nonobstant la misère à l'intérieur de ses murs ou devant sa porte), médecins de riches, nous sommes contraints à bricoler, inventer des solutions plus difficiles ; « contraints à la liberté », autrement dit à nous dépasser, et c'est peut-être notre seule chance.

4. Chacun selon ses ressources

L'inégalité entre les civilisations se retrouve entre les individus.

On ne se prépare pas à la mort comme on prépare un diplôme ou souscrit une « assurance sur la vie ». On peut assurer matériellement ses derniers jours, « prendre ses dispositions », tout régler sauf son agonie : pitoyable déroute physique et mentale, désagrégation des faux-semblants de la foi élaborés patiemment pendant cinquante ans, angoisse incontrôlable, tout peut craquer et nous trahir.

La vérité à dire ou à ne pas dire

Puis-je répondre de l'homme que je serai ce jour-là, ces semaines-là ? Qui le peut ?

Celui qui exige la « vérité » est-il en mesure de savoir ce qu'il en fera ? Les surprises les plus désastreuses ont été infligées au couple médecin-malade incurable, dans ce procès de la « vérité » qu'on lui doit. *« Je vais mourir. On m'a citée en exemple... Après avoir vécu ce que j'ai vécu, mon Père, je crois qu'on a bien raison de ne pas dire aux malades la nature exacte de leur mal »* (Une Carmélite, au Père Robert, de la revue Présences).

S'il ne redoutait l'effet meurtrier de certaine « vérité », le médecin ne se déchargerait-il pas plus souvent d'elle sur le malade et sa famille ? Ce serait un soulagement pour lui : une fois le fardeau déposé, aux intéressés de le porter ! C'est que nous ne prévoyons pas l'effet toxique ou salvateur, foudroyant ou à retardement, du poison « vérité » quand il annonce la mort[5]. Que les censeurs qui se scandalisent de nos mensonges réfléchissent bien, avant d'agir comme ils le proclament.

Nul ne sait d'avance (le médecin est aussi un homme) ses ressources insoupçonnées, ou son imprévisible effondrement au jour de sa mort, celle d'un proche, d'un malade avec qui il a lutté.

La mort nous juge

Or l'attitude que je donnerai en exemple devant ces mourants et leur famille, comme un jour devant la mienne, si elle ne s'improvise pas (il y a cependant des trouvailles, des grâces soudaines), si elle ne se repasse pas non plus dans des cours de psychologie ni de religion, n'en résume pas moins l'homme que je suis, que je suis devenu. C'est mon impitoyable et secourable *vérité ;* mon « jugement » !

Mes expériences de la mort ne s'inventent pas, elles m'ont façonné, cela n'a pas dépendu de moi seul. En sorte que je ne puis être autre que celui que la vie m'a fait.

Chacun est ainsi situé, daté : la somme et l'échéance de ses ressources physiques, psychiques, spirituelles. Il faut nous prendre ainsi ; faire avec ce qu'on a, avec ce qu'on est. Je ne puis, le jour venu, me déguiser en kamikase, en Socrate ; ni copier, ni éviter l'angoisse de Jésus sur la Croix. Que je le veuille ou non, me voici livré tel que moi-même, demain à ma mort, aujourd'hui face à la tienne. Si tu subis les conséquences de ma défaillance, ce n'est pas de ma faute — ce n'en est pas moins *de mon fait*. Car c'est deux fois la même pierre d'achoppement : notre attitude à l'égard de nos mourants est la projection, l'ébauche de notre vaillance ou lâcheté devant notre propre mort. Cette vérité doit servir d'avertissement, de plaque tournante à notre méditation et à notre préparation : le problème de la mort est un problème de vivant, *il est notre problème de vie.*

---

5. Nul ne peut prétendre connaître une chose et rester intact. La vérité n'est pas neutre, elle m'affecte et modifie mes forces, elle peut m'infecter, elle ajoute une donnée quasi-physique aux autres données qu'elle voulait seulement transmettre. La manière dont le malade est ou n'est pas en mesure de la recevoir l'altère (Cf. G. DURANDIN, *Les fondements du mensonge*, Flammarion). Cf. chap. 3, infra, p. 32.

Ma mort et la mort des autres

Si, médecin ou soignant, je réussis ma relation avec ma vie et ma mort, je la réussis avec les malades. Je la supporte mal avec eux dans la mesure où je gaspille mon temps, un temps inauthentique : argent, prestige, « divertissement » (Pascal). Elle m'épouvante, et je la fuis en toi, parce que je la fuis en moi. Je ne suis pas prêt : comment le serais-je avec toi ?

Comment, d'ailleurs, serais-je prêt ? Tout notre *american way of life* la nie ; et ma foi si vacillante, « homme de peu de foi » ; et mon courage si précaire (comme le résistant se méfiait de lui sous la torture).

Jamais prêts

Je ne suis pas prêt, non plus, parce que bien vivant et bien portant : autre difficulté majeure. La distance qui t'éloigne de moi au seuil de ta mort, c'est la même qui me sépare, bien portant, de la mienne, et cette distance ne se raccourcit pas, ne se dissipe pas à volonté, par enchantement, dans la manche de je ne sais quel prestidigitateur spirituel. Peut-être, si j'ai connu dans ma chair d'autres morts... : mais, croyez-moi, on ne le fait pas exprès. *Le moment venu*, peut-être serai-je prêt ? On ne fait pas l'économie des maturations, des épreuves, on ne peut miniaturiser le temps qu'il faut, comme des circuits de transistor. Savoir être humble sur ce point de dessaisissement, de dépossession de soi. Reconnaître que le moment n'est pas venu pour moi de T'affronter, de Te rencontrer chez mes malades, mes proches, moi. Et pourtant tout faire pour me tenir prêt. Espérer dans une grâce. Je ne suis pas maître de tout, ni de moi.

Il n'y a pas d'égalité, on le sait, dans la maladie, la douleur, la mort. Pas de justice. L'un vieillit mal, délabré, grincheux, livré sans défense à sa peur, à son instinct exacerbé de conservation, à son petit moi ; l'autre a toutes les chances : il vieillit bien, il sait souffrir et mourir convenablement ; il sait mieux, aussi, se tenir avec les mourants, c'est un plaisir édifiant de le voir faire, on l'admire, c'est une belle vocation. Tous les médecins et malades ne sont pas logés à la même enseigne : il faut se garder de juger, de faire le malin.

L'imprévisible

Tel, le moment venu, s'écroule (tel autre se précipite dans le suicide, faute d'affronter sa mort). Paniques imprévisibles. Il paraissait fort, « croyant » et tout et tout : au rendez-vous, plus personne ! Lui jettera-t-on la pierre au nom de sa « liberté », de la dignité, de l'honneur, du respect qu'il devait et se devait, dans son athéisme militant ou sa foi pratiquante ?

Le corps a tremblé, il a eu le dernier mot. Mes jambes se sont dérobées au verdict qui condamnait ma femme, prévu, attendu de pied ferme par le médecin que j'étais.

L'un, émotif, rougit, pâlit, perd contenance ; l'autre, imperturbable, nous communique son sang-froid ; l'autre enfin, aussi spontanément, biaise, sa manière d'accuser le coup est l'évitement. Il est terrible de faire l'expérience d'une telle dépendance physique à nos humeurs, notre sang. Que les privilégiés du sang-froid ne fassent pas les pharisiens. Les autres sont invités à l'humilité. Nous ne sommes pas propriétaires de notre courage — pas même de notre courage — en aurions-nous besoin pour ne pas démériter, ne pas donner le mauvais exemple, ne pas laisser une mauvaise image de nous ; et peut-être nous sera-t-il donné de nous faire honte.

Ne pas juger

Il y a les forts, et il y a les faibles. Si vous appartenez aux forts, tant mieux, mais ne jugez pas les faibles du haut de votre force. « J'aurai bien assez de mourir », dit Sœur Blanche, du *Dialogue des Carmélites* de Bernanos. Il faut beaucoup de prudence et de respect à l'égard de la misère des médecins et des malades en ces circonstances qui devraient être simples et qui peuvent lamentablement échouer, nous poignarder dans le dos, quoi que nous ayons cru faire pour nous y préparer. Ou réussir — on ne sait pas — on peut l'espérer. Nous ne sommes pas les propriétaires de la mort.

2.
Acharnement thérapeutique et respect des mourants

1. Angoisse et responsabilité du soignant

Ayant essayé d'exprimer [1] la difficulté d'être présent au chevet de nos mourants (comme, un jour, à l'approche de notre mort, provisoirement ajournée : l'une est la projection, la répétition générale de l'autre), il faut ajouter que, pour nous soignants, votre mort engage profondément, irrévocablement *notre responsabilité*.

Professionnellement, elle dresse devant nous le mur opaque du non-sens, que l'on s'efforce avec acharnement de reculer, d'éviter, de contourner. N'est-ce pas ma raison d'être et ma mission que de gérer vos vies jusqu'à la limite de mes forces ? L'arme brisée, les bras ballants face à l'échec innommable, je subis doublement mon humiliation et mon angoisse :

a) Dans mon *identification* à votre agonie — faute psychologique impardonnable — et l'on comprend nos attitudes de fuite ou de compensation. Il faut *à la fois* que nous ne soyons pas des hommes, et que nous soyons des hommes. Peut-on mourir chaque fois dans la poitrine de nos agonisants ? C'est inhumain. Trouvera-t-on obscène que je me rende ailleurs, à d'autres affaires, la pluie et le beau temps, « la vie reprend ses droits », « je suis invité ce

1. Voir chapitre précédent.

soir »... (B... que je quitte à l'instant : sa moiteur squelettique, livide, son regard — alors que je bois et mange chez mes amis...) ?

b) *Dans ma conscience professionnelle* : ai-je fait tout ce qu'il fallait ? N'ai-je pas péché par incompétence ou irresponsabilité ? Quand oser prononcer le verdict : « Plus rien à faire » [2] ?. Tout, plutôt que me reprocher, ou qu'il me soit reproché de n'avoir pas tenté l'impossible pour sauver, prolonger cette vie. Le « délit de non-assistance », avant de trouver sa fortune juridique, nous a toujours atteints dans le secret. J'y vois l'un des mobiles de nos « acharnements thérapeutiques ».

2. Un problème technique et un problème humain

« Acharnement » : la formule fait choc, comme pour nous accabler. Elle dénonce certaines techniques complexes, coûteuses et pénibles, des services de « réanimation », lesquelles ne s'appliquent pas seulement aux urgences et pour parer « à chaud » aux états de mort apparente ou imminente (là, elles ne se discutent pas), mais « à froid » sur des malades gravissimes ayant dépassé les possibilités habituelles. La « machinerie-fiction » électrique et chimique assure pendant des jours, parfois des semaines, dans un climat assez impressionnant d'initiatives ininterrompues de la part d'une équipe très spécialisée, le relais des fonctions vitales défaillantes : circulation, respiration, nutrition. Sans la machine — symbolisée par le bouton sur lequel il suffit d'appuyer pour en interrompre le fonctionnement —, le malade est un mort.

Ne parlons pas du *coma dépassé* : il accule dans ses derniers retranchements notre *idolâtrie* à l'égard d'une vie purement végétative : y aurait-il le moindre sens à prolonger artificiellement des fonctions irréversiblement

---

2. Cf. Jacques SARANO, « Que signifie impossible en médecine », in *Présences*, n° 123.

mortes[3] si la *mort* ne nous inspirait une horreur sacrée et des fantasmes incontrôlables qu'il faudra bien apprendre à dominer ?

Dans les autres cas, les chances de récupération sont variables et d'évaluation délicate ; l'évaluation des séquelles plus encore : dans quel état de dépendance, de souffrance, de déficience définitives survivra, dans les hôpitaux ou dans sa famille, cet être — nouveau-né, adulte ou vieillard —, que l'on aura *in extremis* arraché à la mort ?

N'a-t-on pas le devoir et de droit d'exiger de l'existence qui nous est ainsi rendue qu'elle soit à tout le moins celle d'une personne humaine ? De quels critères se servira-t-on pour l'affirmer ? Critères *empiriques* : conscience, relation verbale ou non verbale avec l'entourage ? Ou ne faut-il pas *inconditionnellement* respecter la personne (qui n'est pas de l'ordre empirique mais spirituel), jusque dans le secret où l'ensevelissent certaines formes de débilité profonde, de démence, de vie végétative ? Est-ce là sacrifier à quelque idolâtrie ? Est-ce respect légitime de l'esprit[4], si déroutantes que soient les apparences ?

Tels sont les problèmes de fond sous-jacents à la décision de réanimer ou de laisser mourir, lourde de responsabilité mais aussi de convictions « matérialistes » ou « spiritualistes », implicites ou explicites, décision qui doit être prise sans délai par l'équipe de soins intensifs à la demande du médecin et de la famille — en tenant compte aussi des places disponibles dans le service de réanimation. On voit déjà des contraintes et des responsabilités pratiques faire violence aux convictions les plus intimes, et qu'il n'est pas concevable de protéger jusqu'au bout toute vie humaine, don de Dieu et temple de l'esprit, à n'importe quelles conditions.

La difficulté de poser ou de refuser une indication de

---

3. Les *critères de la mort* ont été bouleversés et le seront encore avec les progrès des techniques de ressuscitation. Dans les cas litigieux (par exemple, prélèvement d'organes ou greffes) on exige *plus* désormais que des critères cliniques et l'arrêt du cœur : la mort électro-encéphalographique du cerveau (trois électroencéphalogrammes plats à plusieurs heures d'intervalle) (V. circulaire n° 67 du 24-4-68).

4. Je reviendrai ultérieurement sur les problèmes de l'avortement (s'il est vrai que l'esprit habite l'œuf dès la conception), ainsi que sur d'autres formes de meurtres acceptés par des consciences droites (euthanasie, peine de mort, etc.).

réanimation est d'abord *technique*. Pour peser les chances de ce grand vieillard vasculaire, de ce nouveau-né en état de mort apparente, de cette cirrhose décompensée, de ce cancéreux inopérable affaibli par la chimiothérapie, de ce jeune polytraumatisé dans le coma, il faut un diagnostic et un pronostic sans défaillances. D'aucuns penseront que cela suffit pour charger les épaules du spécialiste sans y ajouter des considérations économiques, sociales, humaines :

a) L'affection primitive est-elle incurable, elle ne bénéficierait donc que de façon dérisoire et provisoire des techniques complexes, coûteuses et douloureuses de l'assistance sous machine : celles-ci ne prolongeraient pas une vie, elles prolongeraient une mort ! Il faut avoir le courage de s'y refuser.

b) L'intéressé encore lucide a-t-il manifesté le désir qu'on le laisse mourir tranquille ? Il arrive que, non sans émotion, le médecin acquiesce à sa demande, mais aussi que, convaincu qu'il a des chances, il tente de le convaincre et de le garder.

c) La famille est mise à rude épreuve : écartelée entre l'angoisse d'assister à de nouvelles souffrances et la crainte de n'avoir pas fait le maximum, tantôt elle s'en remet aux « jusqu'au-boutistes » afin d'échapper à la culpabilité et n'avoir rien à se reprocher, tantôt elle proteste au contraire contre nos « cruautés ». Il faut savoir partager avec elle nos raisons, alléger son fardeau.

d) L'équipe soignante enfin, mobilisée de jour ou de nuit dans un climat dramatique de bruit, d'interventions rapides et répétées, doit être ménagée et réservée aux cas d'utilité les moins discutables. Le refus de capituler, tout en sachant que cela ne vaut plus la peine et que le moral n'y est plus, aggrave l'épuisement physique et nerveux.

Il est moins inconfortable que la décision de prolonger ou d'arrêter soit collégiale. La tentation est grande de soulager sa conscience en continuant la lutte jusqu'au bout. Le chef qui tranche pour l'abstention et pour la mort risque d'être taxé de défaitisme par ses confrères, ses collaborateurs, la famille. Il faut une grande maturité, une grande autorité personnelle, une grande confiance en soi pour résister aux « faucons » de l'acharnement thérapeutique.

Terrible tension. La tentation est grande aussi d'éluder tout autre problème que ceux de la routine technique et des places disponibles. Il est plus facile de s'étourdir, de s'activer, de réanimer jusqu'à l'extrême limite de l'absurdité [5].

Il faut parfois plus de force pour renoncer à la force. L'irresponsabilité se loge parfois là ou l'*on* impose le pire, *on* nous en impose par un ésotérisme technique hautement spécialisé ; la vraie responsabilité se présente les mains nues, elle n'a pas d'apparence, elle est si intime qu'elle me trompe moi-même : un fil ténu, connu de Dieu seul, la sépare de l'irresponsabilité la plus respectable, et je peux me mentir à moi-même autant que je puis mentir aux autres.

Il y a des responsabilités visiblement trop lourdes pour certaines épaules ; à d'autres, moins scrupuleuses, « elles ne posent pas de problème » : les *formes* sont respectées et respectables : ne seraient-elles pas des irresponsabilités portant beau ? [6].

3. Acharnement thérapeutique et négation de la mort

Les conditions idéales d'une décision de réanimer n'étant pas toujours réunies, la tentation est donc grande de s'obstiner, de *s'acharner* : l'homme supporte mieux d'agir à fonds perdu que de baisser les bras. La réflexion distinguera trois niveaux dans les mobiles de l'acharnement thérapeutique :

a) Les arguments objectifs : porter secours, servir la *vie,* sont les plus apparents, il font appel à la mentalité

5. Cf. les exemples tragiques de Franco, de Tito : il s'y ajoute des considérations politiques, conscientes et inconscientes : l'Unité de la Nation, le culte du Chef, l'idole à conserver vivante, avant de la conserver embaumée dans un mausolée.

6. On peut précipiter le monde dans une guerre totale avec cet air là, une irresponsabilité déguisée gravement en haute responsabilité et grands principes : LIBERTÉ, ÉTAT, HUMANITÉ, etc.

rationnelle, positive ; ils pourraient, à la limite, requérir les services d'un ordinateur capable de peser, sinon l'impondérable personnel, au moins le pour et le contre biologique, économique, social. « A progrès technique donné, chaque société choisit ses malades et ses morts » (Alfred Sauvy). Le *death control*, symétrique du *birth control* (contrôle des naissances), c'est-à-dire le choix économique de réserver les soins à *« ceux qui en valent encore la peine »*, peut ne relever que d'une mathématique inhumaine des diagnostics, des pronostics, des coûts et places disponibles.

b) Le prestige personnel du médecin chef de service, la volonté de puissance plus ou moins lucide, le refus de capituler, de passer pour un incapable. On l'a dit dans bien d'autres circonstances et non sans raison, la performance technique satisfait le médecin plus que le patient.

c) Plus profondément, je crois que nous affrontons ici l'un des drames de l'homme moderne, qui est *la négation forcenée de la mort.*

La vie est, elle a toujours été — jusque dans les bains de sang, les sacrifices, les tortures, les massacres —, quelque chose de terrible et de sacré. La disputer jusqu'aux plus extrêmes possibilités humaines, singulièrement accrues par le prométhéisme technique contemporain, relève de la même terreur sacrée, du même délire que certains cultes primitifs. Lorsque la médecine ne prolongeait pas les vivants, le culte des morts se consacrait aux rites religieux, à l'embaumement et à la sépulture. La *technique,* avec ses prêtres en blanc et les machines d'assistance intensive, instruments impressionnants de son culte, et son Temple le Centre Hospitalier, nous impose un déguisement moderne du *sacré.*

La mentalité magique s'insinue partout : dans la psycho-assistance aux mourants, comme autrefois dans les mises en scène publiques au chevet des agonisants, comme dans le maquillage des cadavres aux USA et, ne nous y trompons pas, dans la super-technique toute-puissante : la mort même lui obéit ! C'est que l'homme échappe à l'homme de toutes parts : sa vie, sa mort. Celle-ci, événement ordinaire, n'en est pas moins extraordinaire, inacceptable. Traduisez : l'homme transcende sa mort, *il a vocation d'immortalité*. Tel est le sens ultime de « l'acharnement thérapeutique », témoin actuel du combat éternel du vivant contre le néant ; déviation condamnable d'une grande vérité : l'homme dépasse l'homme.

Angoisse de manquer ou performance délirante du petit-moi médical ne sont en fin de compte que les miniaturisations empiriques de la grande ombre métaphysique de tous les temps : *la vocation et la tentation de l'Infini* — l'ombre de Satan, ou (et) le Fiat de Dieu.

Témoin à charge et à décharge de la grandeur de l'homme et de sa misère, de sa suffisance et de son insuffisance, l'*acharnement thérapeutique* (comme la religion, d'ailleurs) procure au faible un refuge, au fort une tentation. Illich n'a pas tort de dénoncer la *Némesis médicale*[7]*, maladie des limites*, mais qui s'exaspère dans une civilisation qui refuse la mort avec d'autant plus d'irascibilité qu'elle ne trouve plus de sens ni à la mort ni à la vie.

Fuite, refuge, angoisse, tentation de puissance mêlant leurs eaux à la compassion, au désir de porter secours : proliférations psychologiques de la *terreur* et de l'*orgueil* originels ; avatars d'une tâche qu'on a voulu lire dans le récit de la Genèse : « Soumettez la terre » (1, 28)...

4. La technique et la prière

Quel serait l'intérêt d'un approfondissement de notre réflexion sur « l'acharnement thérapeutique », sinon de nous aider à démasquer en nous le faux-sacré, les idoles, les dimensions cachées de nos disciplines rationnelles et professionnelles : *la terreur, l'orgueil*, afin de les conduire à plus de mesure et de sagesse, par les voies de la *crainte* et de l'*espérance* ?

Comment articuler en moi la maîtrise technique et l'humilité qui sied au mystère de la mort — qui est d'un tout autre ordre que nos calculs ? Comment « négocier » ce changement d'ordre ? Comment interdire à la technique

---

7. *Némesis médicale,* Seuil, Paris, 1974.

toute-puissante ses violations de frontières (s'agit-il de *frontières* ?), sa prétention exorbitante au trône déserté par la *crainte* et l'*espérance* ?

Discernement des ordres : le *technique,* le *spirituel*, en sorte que je puisse sans trouble excessif poursuivre la technique aussi loin qu'il le faudra *dans son ordre* ; et le respect de la mort, qui est infini *dans son ordre* lequel, pour le chrétien, se nomme Promesse et Résurrection[8].

Pour éviter les mélanges douteux (les « category mistakes »), nous nous livrons d'habitude à un partage spatio-temporel (« les affaires sont les affaires — et la Messe le dimanche... ») ; ou encore, plus noblement, en termes de *méthode* : « méthode » positive appliquée au corps organique, aux phénomènes ; « méthode » philosophique, spirituelle, transcendantale, lorsqu'il s'agit des « fins dernières »... Et l'une prendrait simplement le *relais* de l'autre, à l'endroit précis où la voie technique ne serait plus praticable, navigable.

Peut-être un tel partage entre le « réalisme » et l'espérance (qui risquerait alors de n'être qu'un recours magique ou névrotique de dernière heure) est-il notre lot en ce siècle et cette civilisation de peu de foi ! En ce cas, on se contente de faire la part des choses — un temps pour dominer, un temps pour s'agenouiller, comme dirait l'Ecclésiaste — ; *Je passe la main* ; je cesse, à un moment donné, d'être le maître des événements et le gérant avare de la vie, pour te reconnaître le Maître et te confier cet homme qui va mourir, que je laisse mourir la mort dans l'âme...

Mais, à mon avis, le « Rendez à César ce qui appartient à César, et à Dieu ce qui appartient à Dieu », mérite mieux qu'un tel compromis ou cote mal taillée : *technique* et *mystique* me paraissent inséparables, intimement incorporées l'une à l'autre en chacun de nous. Elles cohabitent étroitement dans ce corps-à-corps en lutte, en agonie, de deux êtres penchés l'un au chevet de l'autre, le soignant, le mourant, loin l'un de l'autre de toute la distance du vivant au mourant, et pourtant associés, solidaires, et portant

8. Etant entendu que, pour une foi dite « adulte », l'espérance de Résurrection ne doit pas recourir à je ne sais quel support imaginaire : l'imagination se fait violence et laisse la place au jugement désertique et joyeux, conforté par la confiance à la Parole donnée du Christ.

ensemble, dans le déchirement et la compassion, à la fois leur dualité sans remède et leur unité dans l'espérance.

Le soignant aura moins de difficulté à prier avec le mourant — quand il a débranché, la mort dans l'âme, la machine —, *s'il n'a pas cessé de prier* tout au long de sa technique ; non pas de réciter des prières, mais d'être dans une attitude de prière : tout au long de la technique la plus rigoureuse, dominatrice, *je ne suis pas propriétaire mais serviteur*, et n'ai pas cessé d'implorer ton secours pour cet homme, ni cessé de te l'abandonner, c'est-à-dire de le servir, de te servir en le soignant.

La vérité est que la technique n'a qu'un moment, et que la prière est de tous les moments. La prière n'est pas le résidu de la technique[9]. Elle dictera peut-être moins cruellement *le moment* où la technique est acculée à réduire ses prétentions propres ; et peut-être cette prière est-elle implicitement présente, quoique silencieuse, dans les discussions pratiques, matérielles, d'une équipe de soins intensifs, comme d'ailleurs dans l'esprit quotidien d'un service hospitalier.

Le mérite d'une méditation sur l'acharnement thérapeutique n'est-il pas d'inspirer cette pratique quotidienne, et de rendre plus supportables et plus responsables les graves décisions qui prolongent ou tranchent la vie de patients qui sont nos frères, et que nous aurons sans doute un jour à remplacer dans le même lit de douleur ?

---

9. Il est vrai que ma foi s'identifie avec ma pauvreté. Mais cette pauvreté qualifie nos prouesses autant que nos échecs. Toutes nos performances sont poussière, si Dieu ne leur accorde un sens et une joie. Ma suffisance est pauvreté, autant que mon insuffisance, elles requièrent toutes deux que je rende grâce avec humilité, avec humour.

3.
« Ne me volez pas ma mort » la liberté de notre mort

1. La vérité

Le soignant [1] s'interroge et vous l'interrogez sur la mort, la mort des autres ; il répond en qualité de membre actif et responsable : les patients n'en sont pas moins les principaux intéressés, et leur parole se fait parfois entendre, accusatrice et pathétique : « *Ne nous volez pas notre mort !* ».

La plupart, il est vrai, se sont livrés corps et âme, sans discuter, pour le meilleur et pour le pire, entre nos mains meurtrières ou salvatrices, toutes-puissantes jusque dans leur impuissance.

D'autres : « Surtout, ne pas souffrir. Ce n'est pas de mourir que j'ai peur, mais de souffrir ! [2]. »

Peu ont le courage, la lucidité, la possibilité physique ou psychique de revendiquer *le droit à leur mort*. Venant au secours de leur voix défaillante, l'entourage proteste, crie au scandale : il y a quelques années, une famille de ma connaissance livrait publiquement au débat son indignation contre les « tortures » infligées par les réanimateurs zélés à

---

1. Pas seulement le médecin. Les infirmier(e)s et aides-soignantes, de jour et de nuit, sont plus proches des malades, et leur témoignage est irremplaçable.

2. Non : ce qui nous fait peur avant tout, ce n'est pas de souffrir c'est de mourir. Mais l'homme d'Occident a si peur de mourir et si peur de souffrir, qu'il ne sait plus exprimer ce qu'il redoute le plus (Cf. J. Sarano, *La douleur*, Ed. de l'Epi, 1965, p. 12 sq).

leur vieille maman moribonde, consciente, qui murmurait faiblement qu'on la laissât mourir en paix [3]. De nombreuses publications et un récent projet de loi réclament pour chacun «*le droit à sa mort*».

Vérité libérante ou mortelle

Ce droit commence évidemment par la *vérité* réclamée au médecin, condition *sine qua non* pour *choisir sa mort* : «J'ai l'obligation et le droit de savoir, de prendre mes dispositions, de me préparer.» Nous avons dit (cf. premier chapitre) à quel point le médecin fait preuve de prudence. Une telle *vérité* peut tuer, saper toute résistance morale et physique lorsque le malade, quoi qu'il ait dit ou cru, n'était pas en état de la recevoir. Quelques-uns s'effondrent; d'autres, qui tiennent bon, au prix d'angoisses insupportables, avouent qu'il eût été préférable et plus humain de ne pas connaître si tôt leur sort; d'autres enfin savent se tenir à hauteur et profondeur de la vérité, et conduire leur fin avec sérénité. On ne le sait pas d'avance, et pour éviter d'accabler les plus faibles, on ment à tort à ceux qui auraient la force, et trouveraient des ressources spirituelles d'espérance et de joie dont nous les privons et dont nous nous privons.

Le mensonge ne trompe pas toujours

De ce mensonge généralisé, diffus, qui empoisonne notre relation avec les malades condamnés, mensonge dont les familles sont plus que complices («Surtout, ne lui dites rien»), les infortunés sont parfois dupes jusqu'à la fin, parfois moins que nous le pensons ou feignons de le croire [4]; et la comédie en partie double se joue piteuse-

---

3. «Famille R.», Cf. Revue *Laennec*, 22e année, nº 4, 1974, Documents, p. 20.
4. Les témoignages sont innombrables sur ce point. Comme le dit bien Fabre Luce (*La mort a changé*, Gallimard, 1966) : «Un grand malade vit sur plusieurs plans... La dupe n'est pas toujours celle qu'on croit... Des lucides discrets et aussi des dédoublés dont le conscient et l'inconscient avaient des positions différentes» (pp. 201-204).

ment, un cache-cache où chacun trompe l'autre pour ne pas l'affliger. J'ai vu ainsi le père médecin se dérober au dialogue avec son fils qui, on l'a su par ses notes, se savait perdu et jouait aux projets de guérison avec lui. Il y a des clairvoyances lumineuses, redoutables, qui donnent à méditer, à nous bien-portants courageux ou poltrons à bon compte (étant loin du compte, je veux dire de l'échéance) ; et des aveuglements tout aussi stupéfiants, même chez des médecins malades ayant en main les éléments de leur pronostic fatal et trouvant on ne sait quelle énergie farouche, qu'ils eussent mieux déployée dans la vérité, à refouler, expulser la chose comme un produit toxique [5].

Ces surprises et ces contradictions, ainsi que les comportements déconcertants observés chez les pensionnaires des centres anticancéreux soumis aux traitements les plus mutilants, qui parfois masquent la réalité jusqu'au stade terminal avec une force d'inertie étonnante (faiblesse qui est une force), espérant encore et toujours guérir, nous interdisent de trancher en fait, aussi présomptueusement qu'en droit, sur « *la vérité à ne pas voler au condamné* ».

On nous affirme que cette vérité n'est pas marchandée aux cancéreux dans les pays anglo-saxons. Il est possible qu'ils « accusent le coup » avec plus de sang-froid. Il est possible aussi qu'ils édifient d'autres attitudes de surcompensation, telles qu'une confiance à toute épreuve dans les performances de la science moderne. Ils ont alors d'autres façons de ruser avec la mort (comme de maquiller les morts), voilà tout. Mais ne méconnaissons pas le courage et la combativité, là où ils se manifestent.

Il n'en est pas moins instructif de noter des différences considérables de comportements devant la mort selon les races et les civilisations, anglo-saxons ou latins, occidentaux, extrême-orientaux [6]. Notre expérience tient compte des mentalités de chez nous.

---

5. Sur « Le médecin face à sa maladie et à sa mort », lire l'excellent opuscule de A. BODARD, *Annales médicales de Nancy*, Tome 5, fév.-mars 1966.

6. Les japonais traditionnels montrent un grand mépris de la vie et réclament l'honneur de se donner la mort pour ce qui nous paraît, à nous, une vétille. L'honneur, nous y reviendrons (4 et 5e chap.), et d'autres *valeurs* abaissent le prix de la vie jusqu'à l'insignifiance. Notre époque, notre civilisation de jouissance, de profit et de médiocrité croient tenir à la vie parce qu'elles oublient ces valeurs.

2. Le droit à l'euthanasie passive

Le droit de se soustraire à la réanimation (qui implique le droit à la vérité, au moins limité à la période terminale), paraît indiscutable ; et, pourtant, croyant bien faire et luttant contre l'impossible (qui se résout parfois par un « miracle »), certains réanimateurs résistent au désir du malade, au moins par la persuasion.

D'autre part, tel qui proclame bien haut aujourd'hui, « pour le cas où... », le droit de mourir en paix sans passer par les « tortures » hospitalières, implorera demain (« Le bûcheron et la mort » de La Fontaine) le maximum : la peur du néant l'emporte alors sur la peur de souffrir. On n'est pas toujours logique avec soi-même.

Cela dit, le droit à l'euthanasie passive : « des calmants, mais pas d'escalade thérapeutique ni de prolongation artificielle », sera respecté. La décision est lourde, nous l'avons vu, elle exige du médecin (et de l'équipe) de la compétence, de l'autorité, du courage. Un spécialiste réanimateur, expérimenté et intègre, répliquait à propos du procès de cette famille citée plus haut : « Qui d'entre vous, médecin, infirmier, *parent proche*, prendrait sur lui, *alors qu'il somme les autres de s'exécuter*, d'appuyer sur le bouton de la machine à survie, provoquant ainsi délibérément les soubresauts de l'agonie et la mort ? ».

Le refus de trafiquer la mort se réfère à deux considérations qui engagent toute une philosophie :

a) Le sérieux du mourir

L'expérience unique, décisive, peut être salvatrice, du grand passage de cette vie dans l'autre, qui serait irrémédiablement perdue, et dont il serait impardonnable d'être frustré quand on est un homme digne de ce nom.

On connait de grands croyants — et de grands incroyants —, qui ont manifesté, l'heure venue, et non sans humour, une curiosité passionnée pour les parages de leur mort et ce qui les attendait sur l'autre rive, fût-ce le néant. Cette espérance ou ce défi ne sont guère partagés par le commun des mortels, qui souhaitent plutôt partir de mort soudaine et ne pas « vivre leur mort ». De ceux qui tombent foudroyés par une crise cardiaque, on envie « la belle mort », « ils n'ont pas eu le temps de souffrir, l'angoisse des interminables déchéances leur a été épargnée » ; sans regretter qu'ils aient été privés de l'expérience à laquelle philosophiquement et religieusement on accorde tant de prix.

On ne demande pas son reste, et l'on part sans faire le malin ! Il n'en faut pas moins admirer et respecter ceux qui nous adjurent de ne pas leur « voler » cette préparation, cette conversion à la mort.

b) La liberté

Au surplus, n'est-ce pas s'incliner devant leur libre choix ? La *liberté* est le deuxième argument, *liberté* d'une personne à qui, après tout, *il appartient de « choisir » sa mort.* Nous retrouverons cet argument poussé au bout de sa logique à propos de *l'euthanasie active* et du *suicide euthanasique*.

Je me suis demandé ce que signifie réellement, sans phrases et sans fard, *choisir sa mort.* Choisit-on sa mort ?

On la « choisit », certes, si vous entendez par là que chacun peut (quand il le peut) revendiquer, sinon l'heure, au moins une façon de mourir : médicalisée, ou non médicalisée ; à l'hôpital, ou dans sa famille (quand il en a une, et qui l'accepte) ; sans douleur (est-ce possible ?), ou sans anesthésiques. « Choisir » s'entend de la manifestation consciente, lucide et publique, dans le langage de l'intéressé ou de son entourage : c'est le langage, non pas de la psychologie, mais de l'éthique et du droit ; de la *liberté*. Je « choisis » ma mort, dans la même acception du terme qu'en cette proposition étrange et terrible : « Il a choisi de se montrer lâche, ou courageux, au combat, sous la torture ».

Mais qui peut dire — s'il abandonne le langage de l'exigence et se contente plus modestement du langage de la constatation —, qui peut dire *en fait* qu'il « choisit » d'être lâche ou courageux, ou sa mort ? Il obéit à tant de facteurs extérieurs et intérieurs, conscients et inconscients : l'éducation facile ou sévère qui l'a fait homme, les épreuves tout au long de sa vie, l'opinion reçue et la mauvaise réputation de « l'acharnement thérapeutique »... [7].

Il choisit avec tout son être, celui qu'il est devenu, sans avoir la possibilité d'en renier un iota. Même la *conversion* du dernier souffle, il n'en disposait pas. Je choisis selon ce que la vie m'a fait, je suis ce qu'elle m'a fait, je m'appartiens moins que je ne lui appartiens, et à Dieu.

Cette remarque met en garde contre l'excessive et prétentieuse illusion qui se cache derrière « la liberté de choisir ma mort », et « ne me volez pas ma mort ». Nul ne peut me voler que ce qui m'appartient, cela dont je me déclare propriétaire en bonne et due forme. Mais, répétons-le, nous ne sommes pas propriétaires de notre mort. L'homme est un prétentieux, et la mort est son maître. Ce n'est pas une raison pour bafouer la volonté exprimée par nos patients, dans le langage même, le pauvre langage, suppliant et présomptueux où il lui est donné de s'exprimer. Il faut respecter une liberté telle qu'elle s'affirme, sans chicaner sur l'illusion ou l'orgueil, livrés en vrac avec l'angoisse et la douleur, la pauvreté conférée par la douleur.

3. L'euthanasie

S'il est raisonnable de collaborer avec la volonté « librement exprimée » en faveur de *l'euthanasie passive* — mort douce sans escalade thérapeutique —, voire même une mort qui entend que rien ne lui soit épargné des étapes douloureuses de la maladie, la difficulté devient extrême lorsque, en vertu du même droit de « choisir sa mort », et invoquant cette même *liberté*, des malheureux nous supplient d'abréger leur calvaire au moyen d'une « piqûre

7. Ce que je dis du « choix » de notre mort est valable pour tous les autres, en particulier le « libre choix » du médecin par le malade, influencé par des mobiles rien moins que rationnels, il faut bien s'en rendre compte, tout en accordant qu'il serait regrettable d'imposer un médecin, même le meilleur, sauf nécessité ou urgence absolues.

salvatrice » : *l'euthanasie active*[8] est unanimement et officiellement condamnée en théorie, si elle est quelquefois pratiquée, dans le silence et le secret, par des médecins qui ne s'en vantent pas, dans un souci d'humanité poussé dans ses derniers retranchements, et qui, à tort ou à raison, se laissent fléchir par le spectacle insupportable qui s'éternise sous leurs yeux.

Les limites de l'euthanasie

L'euthanasie pose d'entrée le redoutable problème de son extension abusive ou sauvage : des parents assassinant leur enfant gravement handicapé, l'époux exécutant l'épouse sur son lit de torture, le fils cédant aux instances de sa mère pour lui épargner des souffrances inutiles ; dans les pays totalitaires, le meurtre ordinaire et légal des bouches inutiles et des indésirables...

Aussi me paraît-il indispensable, avant de réfléchir en médecin à l'euthanasie, d'en définir avec précision les conditions rigoureuses (d'après le Pr. Portes, Actes des Sciences morales et politiques, 1949)[9] :

a) Douleurs incessantes, intolérables, incurables ;

b) Volonté claire, consciente, librement exprimée par le patient ;

c) Un pronostic fatal à court terme établi par le médecin traitant en accord avec un spécialiste et un médecin légiste, l'euthanasie étant interdite absolument à un tiers non qualifié, parent, ami, etc. ;

d) Elle serait limitée à quelques affections énumérées par la loi, et les procédés seraient également fixés avec précision.

L'article 2 de notre Code de déontologie stipulant impérativement que le souci primordial du médecin doit être de conserver la vie humaine, il n'est pas permis à un

8. Cette distinction entre euthanasie *passive* et *active* est classique, elle a été bien analysée par Paul Sporken, *Le droit de mourir*, D.D.B., trad. du hollandais, 1974.

9. Cf. La recommandation sur les droits des malades et des mourants adoptée, le 29 janvier 1976, par l'Assemblée parlementaire du Conseil de l'Europe.

médecin de céder aux supplications d'un malade qui veut mourir. Il existe cependant une solution habituelle, qui n'est pas toujours une échappatoire : nous administrons largement les analgésiques et stupéfiants qui soulagent, même lorsqu'ils affaiblissent la résistance organique et risquent d'abréger ce qui reste de vie.

La position de Pie XII

Pie XII a nettement pris sur ce point une position favorable qui n'a pas été démentie depuis : « Si le mourant y consent, il est permis d'utiliser avec modération des narcotiques qui adouciront ses souffrances mais aussi entraîneront une mort rapide. Dans ce cas, en effet, la mort n'est pas voulue directement, mais elle est inévitable, et des motifs proportionnés autorisent des mesures qui hâteront sa venue » (Castelgandolfo, septembre 1958).

Cette position d'autorité et de sagesse devrait rendre caducs les grands débats sur l'euthanasie : le meurtre euthanasique ne saurait être envisagé qu'en cas d'absence ou dérobade du médecin, et par défaut d'assistance à personne en péril.

Mais si nous étions toujours en mesure de soulager, comment se fait-il que le problème de l'euthanasie se pose, à tel point qu'il nous est encore reproché de « réciter notre manuel de déontologie », lorsque nous sommes affrontés au moribond dont l'agonie n'en finit pas, ou encore au « bébé-monstre » viable dans des conditions inhumaines [10] ?

Mis au pied du mur, il n'est pas facile de répondre à tout, et le praticien se sent moins à son aise que le pamphlétaire. Les progrès de l'analgésie, le développement en France, à l'exemple des pays anglo-saxons, de centres spécialisés où l'on apprend à manier les analgésiques, doivent faire disparaître les drames familiaux de la douleur agonique tels que nous les fait connaître la rubrique des faits divers,

---

10. Lisez FABRE LUCE, *La mort a changé* (Gallimard, 1966), p. ex. pp. 197, 213 et 223. On se souvient du procès de Liège contre une famille et son médecin coupables du meurtre euthanasique d'un bébé de la Thalidomide. Le procès avait soulevé des passions et s'était clos sur un acquittement.

excitant la pitié, les crises de conscience et le goût de la sensation [11].

Le cas des « bébés monstres viables » (ne reculons pas devant les mots) est encore plus embarrassant : pouvons-nous condamner sans appel les parents et le médecin de Liège qui, en conscience [12], ont jugé qu'il est abominable de laisser en vie à la naissance un être dont l'existence physique ou mentale ne sera pas humaine, ne sera même pas au niveau d'une bête normalement constituée ? Le progrès du diagnostic préventif des monstruosités fœtales et l'avortement thérapeutique doivent réduire le nombre de ces drames jusqu'à l'exception.

Pour ma part, je me refuse à pratiquer un infanticide. Que savons-nous de l'étincelle de l'esprit qui couve sous la cendre chez ces infortunés ? Nos critères de l'intelligence et du bonheur sont discutables, tributaires d'une civilisation des apparences et des performances, dont il serait peu réaliste de ne pas tenir compte, mais dont les normes sont loin d'être absolues. L'idiot du village se sentait chez lui, alors que le diplômé se voit, chez nous, rejeté comme un idiot, parce qu'il ne trouve pas d'emploi à sa mesure. Des éducateurs, dont l'expérience doit être écoutée, nous assurent qu'il y a des trésors d'intelligence, de malice, de joie, chez les débiles profonds auprès de qui ils vivent à longueur d'année.

Où situer la frontière à partir de laquelle nous nous arrogerions le droit de décréter qu'une vie ne vaut pas la peine d'être vécue ? Nous y reviendrons dans nos prochains textes. D'aucuns pensent l'apprécier moins difficilement pour un vieillard au terme, que pour une vie en germe (cf. infra, chap 4, sur l'avortement).

N'oublions pas enfin que le droit et le devoir d'euthanasie se posent hors du contexte médical dans certaines situations catastrophiques : le combattant achève son

11. Le premier centre français (Centre Vianson Ponté) du traitement de la douleur a été inauguré à l'hôpital Cochin, 27, rue du Faubourg St Jacques, 75014 Paris, téléphone 329-21-21, poste 73. Cf. Fondation pour la recherche médicale, Centre de la douleur, 10, rue de Lisbonne, 75008 Paris.

12. On veut et on peut les croire, mais nous reviendrons ultérieurement (à propos de l'avortement) sur le meurtre de *convenance* sous-jacent au cas de *conscience*.

compagnon blessé et intransportable, pour le soustraire aux bêtes fauves dans la jungle, aux tortures de l'ennemi… Il faut admettre qu'il existe des circonstances qui font voler en éclats les garde-fous édifiés par la déontologie, les lois civiles et religieuses [13]. Elles nous contraignent, ces circonstances, à transgresser la lettre pour obéir à notre conscience [14].

Distinctions précieuses ou trompeuses

Certes, la distinction est précieuse entre « soulager la douleur en abrégeant la vie », et « abréger la vie pour soulager la douleur » (Conseil de l'Europe o.c.) : mais l'euthanasie — marge étroite entre le droit à la vie et le droit de ne pas souffrir —, déborde sans subtilités sur les deux rives du « laisser mourir » et du « aider à mourir ». Je ne plaide pas pour l'euthanasie active : mais pouvons-nous la condamner toujours, alors qu'à l'opposé l'acharnement thérapeutique nous a paru condamnable ? Je m'explique : *d'une part*, il ne faut pas abusivement prolonger une agonie ; *d'autre part*, il serait scandaleux d'aider quelqu'un à la raccourcir lorsque le laisser vivre revient en fait à prolonger inutilement ses souffrances tout comme dans l'acharnement thérapeutique !

Le moraliste répond : d'un côté, je me contente de m'abstenir de prolonger la vie, la mort est obtenue sans avoir été voulue ; de l'autre, la mort est directement voulue comme moyen, sinon comme fin, et j'y ai prêté la main. Mais s'abstenir de faire, c'est faire, et je ne sache pas que l'omission et les Ponce Pilate soient nos modèles. Je vois une opposition byzantine entre a) *proscrire* une piqûre qui prolonge la vie ; b) *prescrire* une piqûre qui arrête la vie. Cette distinction s'impose pour barrer la voie aux abus, elle indispose lorsque, dos au mur, il faut secourir son prochain dans les affres de l'agonie.

---

13. On se souvient des naufragés de la Cordillère des Andes, contraints, pour survivre, à l'anthropophagie !

14. Moralistes et théologiens estiment que la droiture d'une conscience — notre dernier recours —, est respectable, même si elle ordonnait de tuer ! Ils ajoutent, il est vrai, qu'une conscience est coupable de s'être laissée égarer, qu'il y a des erreurs « vincibles » et des erreurs « invincibles… ».

Un meurtre moins coupable que bien d'autres

Parmi tous les meurtres perpétrés plus ou moins directement tous les jours par des hommes comme vous et moi — guerres, peines de mort, avortements —, l'*euthanasie*, lorsqu'elle est imposée à un médecin, à un homme, en dépit de tous les scrupules, de toutes les répugnances et de toutes les lois, est le crime le plus digne de compassion et de respect. Je m'interdis de juger celui qui, mû par des motifs de haute moralité et de profonde humanité (et peut-être par des mobiles souterrains que je ne scrute pas), prendrait une décision euthanasique, que, pour ma part, j'ai toujours été incapable de prendre.

On ne possède pas la vérité. A qui se prévaut de la loi éthique ou religieuse, il est nécessaire de rappeler les hypocrisies, les conformismes lesquels, sacrifiant ici des millions de vies humaines, crient au scandale là, lorsqu'un homme, se faisant violence et souffrant lui-même mille morts, aide à mourir un autre homme qui agonise trop longtemps. Notre moraliste satisfait, de peur d'attenter à une vie de ses propres mains, ne lui laisserait-il pas boire le calice jusqu'à la lie sans lui en épargner une seule goutte ?

Je parie pour la vie, nous n'avons pas le droit de provoquer la mort. Mais on ne peut condamner du haut de *La* Vérité l'homme qui, se réclamant *du même respect de la vie*, croit devoir, dans un cas exceptionnel, provoquer la mort. Au respect de la vie et de la mort, il faut ajouter le respect d'une conscience droite. Qui osera dire que l'euthanasie n'accède jamais au niveau du sacrifice devant Dieu ? Abraham a levé son couteau sur son fils Isaac..., tentative de meurtre scandaleuse !

Le suicide euthanasique

La réflexion du médecin ne peut qu'effleurer le cas particulier du *suicide euthanasique* (tout suicide n'est-il pas, en un sens, euthanasique, c'est-à-dire perpétré pour mettre fin à une souffrance ?). Par définition, le malheureux ne fait appel à personne, à fortiori pas au médecin. Suprême solitude, suprême indépendance, suprême fierté, ou mépris, le *suicide* invoque deux principes *discutables* qui nous retiendront prochainement :

a) Ne vaut de vivre qu'une vie digne d'être vécue. « On dit que la mort est préférable à la servitude, on exalte ceux qui s'inspirent de cette maxime. Pourquoi ne serait-il pas aussi louable de se soustraire à la servitude de la déchéance physique ? » (Fabre Luce, o.c. p. 21). Ainsi Montherlant a-t-il mis fin à ses jours.

b) Le deuxième principe est le droit de disposer de soi-même. Je n'aurais de comptes à rendre à personne. Est-ce vrai, si je tiens à quelqu'un, si quelqu'un tient à moi ? Est-ce vrai, si j'appartiens à la communauté humaine, si j'appartiens à la Création de Dieu ?

En d'autres termes, est-ce possible, à moins d'éliminer l'*amour*, non seulement l'amour empirique et vérifiable, qui peut cruellement faire défaut, mais cet *amour* invisible qui contient et dépasse tous les autres, qui se vérifie dans tous les autres, qui s'appelle communion des hommes et des saints, et qu'enveloppe l'amour de Dieu ?

4.

Respect ou idolâtrie de la vie ? disposer de la mort (I)

1. Pari pour le prix infini de la vie

Le prix de la vie

La vie n'a pas de prix [1]. Plus encore : elle nous a été donnée ; elle est un grand mystère qui nous dépasse. Nous n'avons pas le droit de la prendre, ni d'en disposer à notre guise. C'est pourquoi, nonobstant contestations et revendications de plus en plus pressantes, euthanasie et suicide excèdent nos limites ; c'est aussi, on peut le penser, la raison pour laquelle un médecin s'efforce jusqu'au bout, et parfois jusqu'au délire thérapeutique le plus aberrant, de prolonger la vie.

Mais que signifie cette affirmation du prix infini de chaque vie humaine ? S'agit-il vraiment du caractère *inconditionnel* de cette valeur de la vie, j'entends *quelles que puissent être les conditions inhumaines qui s'abattraient sur elle* ?

Je crois, en effet, à la valeur infinie, *en droit*, non pas seulement d'une vie « qui vaut la peine d'être vécue »

---

1. « Etrange expression pour dire le prix suprême : l'absence de prix conférant la valeur absolue. Dialectique de la nullité » (Petru Dumitriu, in *Etudes*, mai 1980, p. 633 sq. et note 3). C'est exactement l'acte de foi paradoxal que je voudrais exprimer ici.

(lapalissade) ; mais aussi — paradoxe insoutenable ? — d'une vie dont on dit « qu'elle ne vaut plus la peine d'être vécue ! »

Cette valeur, non pas relative à telle ou telle condition empirique, mais *essentielle*, de *principe*, de *droit*[2], n'éclate-t-elle pas à nos yeux lorsque nous sommes placés concrètement, pratiquement, au pied du mur ? Avons-nous refusé de consacrer des soins, de l'argent, du temps, au mépris de toute économie, de toute logique comptable, pour des condamnés, des aliénés, des êtres « qui n'ont plus rien d'humain ? »

Si, par hypothèse, rien ne *valait* que ce qui « vaut » (valeur marchande, de production, de rendement, d'utilité ; avoir, pouvoir, jouir...), alors ce qui « ne vaut rien » mériterait d'être supprimé : un assassin confirmé, un incurable, un irrécupérable, un débile profond, un dément. Quelle exigence étrange — commune à l'athée et au croyant — nous oblige donc à respecter ces épaves ?

L'éternité dans la vie

C'est, me semble-t-il, que la valeur spirituelle transcende tout intérêt empirique ; l'invisible transcende le visible. Ainsi la joie, qui est d'un autre ordre, s'épanouit-elle parfois contre toute attente sur les débris d'un bonheur détruit, en l'absence de tout plaisir qui est d'ordre psychologique. La vie, quand elle ne vaut plus la peine d'être vécue dans l'ordre du jouir ou du rapporter, n'en vaut pas moins infiniment dans l'ordre de la joie, de l'être, de l'invisible « bénédiction » (au sens biblique) de Dieu.

En d'autres termes, j'affirme, en dépit de tous les démentis, *l'esprit*, c'est-à-dire *l'éternité*, en toute vie humaine.

Cet acte de foi exorbitant n'est pas théorique, puisqu'il s'applique concrètement à l'assistance au grabataire, au débile profond.

Un matérialiste réduira mon affirmation et ma conduite à quelque projection de ma répulsion pour l'idée et l'image

---

2. Ce *droit*, par opposition au *fait* brut, témoigne d'une exigence spirituelle fondamentale, qui déborde et qui fonde les notions de droit juridique et éthique.

de l'anéantissement, le cadavre, la pourriture [3] : « le respect sacré de la vie » ne serait que l'envers de l'horreur de la mort, le noble habit d'une *idolâtrie* de la vie. Il est probable, en effet, que la peur — entrailles, instinct de conservation —, inspire en sous-main certain « respect » [4] de la vie, sans toutefois en épuiser l'amour, ni le sens.

Ce sens, c'est que la vie et le monde ont un sens !

Je choisis contre l'absurdité de cette aventure en ce recoin du cosmos. Le choix contraire est un suicide ; il limiterait la vie à sa valeur marchande, selon la formule raisonnable : « La vie ne vaut que si (et aussi longtemps que) elle vaut d'être vécue. » Le jour où cette condition fait défaut, le jour où une certaine *qualité de vie* s'effondre, inutile de s'obstiner, il faut briser l'idole, le faux-sacré du « prix infini de la vie ! »

La raison à la racine des raisons

Or, mon refus d'une telle réduction est mis en demeure de donner ses raisons. Le peut-il ? *Oui* et *non*.

Non, s'il est évident que mon option se situe à la racine même et en arrière de toutes les raisons que l'on pourrait donner de tout, puisqu'elle les fonde. En ce sens, cette option est irrationnelle — ou plutôt transrationnelle.

Oui, s'il est non moins clair que mon option est justement un pari pour le sens, contre le non-sens ; pour la raison, contre l'absurde ; un pari sans lequel notre raison elle-même chavire avec l'absurdité de tout.

Mon affirmation joue la vie contre le néant : la vie porteuse de raison, de sens, de valeur, d'esprit : alors, *rien de plus rationnel que ce choix qui fonde la raison elle-même*. Ma raison est *l'alpha* et *l'oméga*, la source et la fin dernière, le dernier mot d'une option de ce genre, à la racine de tout

3. Cf. L.V. THOMAS, *Le Cadavre*, de la biologie à l'anthropologie, P.U.F., 1980. Les conduites culturelles dérivent directement, aussi diverses soient-elle, de notre répulsion pour le cadavre : « Très vite, c'est avec la pourriture qu'il faut jouer : horrible et fascinante, elle oriente tous les rites funéraires... ».

4. Comme dans l'expression « tenir en respect ».

ce qui peut être appelé rationnel ou irrationnel. En ce point central, foi chrétienne et rationalisme athée se rejoignent, ou font naufrage ensemble.

Ce pari est un défi : on y affirme une valeur, là où la vie n'en a visiblement plus !

L'alliance de la foi et de la raison

Oui, en ce point crucial, foi chrétienne et raison tout court font alliance contre le non-sens, la déraison, la folie : autrement, à quoi bon poursuivre notre route et notre labeur, voués que nous sommes à la pourriture ? (Peut-être, le jour venu, renierai-je trois fois cet acte de foi et d'amour pour la vie.)

Le croyant inscrit ce choix dans une Révélation. Cette vie nous est donnée pour son épanouissement, et pour la vie éternelle, dont cette portion visible doit témoigner mais ne dit pas le dernier mot. Nous n'avons pas le droit d'en disposer, d'en faire n'importe quoi, d'attenter à ce don qui nous est fait.

Ce cadeau a mission de servir, nous n'avons pas à mesurer en avares ce service. Au besoin, ne faut-il pas dépenser, user, sacrifier notre vie pour ce service ?

Nous voici donc à la fois amoureux de cette vie, notre bien le plus précieux, ménagers de cette vie comme des gérants scrupuleux ; mais tenus de la donner quand elle doit servir à quelque chose de plus précieux qu'elle !

2. Contre l'idolâtrie de la vie : il y a plus précieux qu'elle

Le don de sa vie

La vie n'a pas de prix, mais il y a plus que la vie : tout ce qui mérite que je la sacrifie avec courage, avec passion, avec l'insolence du héros, avec l'amour joyeux du martyr. Combien d'hommes iront, s'il le faut, au-devant de la mort et feront *bon marché* de leur sang ; ou, s'ils le vendent très cher, ce sera pour l'échanger contre plus important : l'honneur, la liberté, la patrie, la justice, la foi, un autre être en danger... Bonzes s'immolant par le feu, kamikases de la dernière guerre... On prodigue sa vie pour une cause, quelque chose ou quelqu'un qui en vaut la peine, ou qui parfois — on se le demande —, n'en vaut guère la peine. Chez nous, moins rarement qu'on ne le pense, des inconnus jeunes, pleins d'avenir, en pleine santé, risquent, ou offrent leur vie sur une place de Prague au nom d'une idée de l'homme et de sa dignité, ou même dans quelque aventure militaire ou sportive.

Un sens pour le suicide

D'autres enfin se suicident pour ne pas trahir une certaine idée ou qualité de vie, un niveau minimum d'intégrité physique ou mentale. Le *suicide*, quel que soit le jugement porté sur lui, fournit au moins la preuve que, pour l'être humain, il y a des valeurs supérieures à la vie, et que l'homme passe infiniment l'homme.

« Une vie ne vaut rien, rien ne vaut une vie » (Malraux). Et J. Lacroix : « Les grandes civilisations sont celles qui ont su unir le respect de la vie et le mépris de la mort »[5]. La vie, dont le prix est infini, se trouve paradoxalement et tout naturellement dépréciée par certains choix et certaines valeurs dont le respect interdit de confondre à son tour le respect de la vie avec une idolâtrie de la vie.

3. Disposer de la vie des autres ?

Mais la tentation de démesure est en l'homme qui, du mépris de la mort, tombe dans le mépris de la vie, la sienne propre et, danger plus grave encore, celle d'autrui.

Tout d'abord, la tentation d'orgueil consisterait à compter, parmi les biens supérieurs à ma vie, non

5. *L'échec,* P.U.F., Paris, p. 50.

seulement les valeurs que j'énumérais plus haut, mais le bonheur et les plaisirs, la santé, un niveau de vie, voire même l'économie, que sais-je encore ? Par exemple, ne pas encombrer de ma déchéance ma famille ou le monde, ne pas devenir une *charge inutile*, « ne devoir rien à personne ! » On n'ose alors mesurer la part d'abnégation, d'altruisme, et la part d'égoïsme orgueilleux dans certains sacrifices, suicides à peine déguisés, disposant ainsi d'une vie qui, tout en étant la nôtre, ne nous appartient pas.

Y a-t-il un droit de prendre la vie ?

Si j'ai le droit de donner ma vie, ai-je le droit de la prendre ? Il n'est pas facile de discerner en nous l'esprit de propriétaire et l'esprit de serviteur : *se servir*, et *servir*. Même si j'ai le droit de préférer une idée ou une qualité de la vie à la mienne propre, est-il concevable d'imposer cette préférence à autrui ? On devine les répercussions redoutables d'une telle conviction à la guerre, l'Inquisition, la limitation des ressources communautaires, la peine de mort, l'avortement...

Autre chose disposer de ma vie, autre chose disposer de celle des autres, parfois celle de millions d'hommes ; et pour éviter l'idolâtrie de la vie, faut-il la mépriser ?

Vous discutez le geste de Montherlant : il se tue à l'heure choisie par lui, heure à laquelle, à tort ou à raison, et suivant ainsi l'exemple de grands antiques [6], il estime que sa vie ne mérite plus de continuer : à supposer que ce soit là son affaire, qui oserait penser qu'il eût le droit d'en décider pour un autre vieillard ?

Qui peut décider à la place d'un autre ?

Parallèlement : qui s'arrogera ce droit *à la place* d'un enfant à naître, fût-ce sa mère qui le porte, et fût-il prévu infirme ? Qui — autre exemple —, s'arrogeant ce droit à la

---

6. « Contre les Stoïciens condamnant en général le suicide, mais affirmant que, dans quelques cas, dont il est d'ailleurs le seul juge, le sage peut quitter la vie "comme on s'éloigne d'un lieu rempli de fumée", Kant montre que ce courage même de se donner volontairement la mort suppose chez l'homme une dignité supérieure qu'il ne doit pas détruire » (J. Lacroix, *L'échec*, P.U.F., p. 50). Ainsi la même dignité de l'esprit nous enjoint à la fois de respecter et de refuser le suicide.

place du comateux incapable de s'exprimer, arrêtera la réanimation ? Qui, enfin, sous prétexte de crime, prononcera une peine de mort ? Déciderons-nous pour quelqu'un et *à sa place*, au mépris de sa liberté explicite ou implicite, s'il doit vivre ou ne pas vivre ?

Comment délimiter la zone où le respect de la vie s'égare en idolâtrie de la vie ? Celle où le refus de cette idolâtrie tombe dans l'irrespect de la vie d'autrui ?

Que signifie et où s'arrête la notion d'une « qualité » de la vie, supérieure à la vie ? Suffit-il de la perte de la conscience et de la faculté de relation, de la déchéance physique ou mentale, de déshonneur, de crime, d'hérésie politique ou religieuse..., pour que mon respect de ces vies soit traité d'idolâtrie de la vie, et pour les supprimer ? Je ne m'y résous pas pour ma part, au nom du prix mystérieusement infini de la vie humaine (et animale pour certains).

4. Meurtres

Loin de respecter la vie, l'homme depuis les origines n'a cessé de la mépriser, de se conduire en meurtrier ! Le seul, parmi les animaux, qui tue non pas seulement pour se nourrir ou se défendre, mais pour s'affirmer le plus fort. On aurait tort de dénoncer trop vite, sous le nom d'idolâtrie de la vie, l'îlot fragile de protection (parfois, je le reconnais, jusqu'au délire thérapeutique) réservé au médecin, et l'exigence déontologique primordiale du soignant, du samaritain, de tout être humain digne de ce nom : se comporter jusqu'au dernier souffle, non comme un ouvrier de mort, mais comme un ouvrier de la vie !

Ces meurtres inavouables

Tant de mobiles irrationnels montant des profondeurs de la bête humaine dépourvue de « dispositifs anti-meurtres »[7] : massacres et génocides, peines de mort et

7. On sait que les comportements des animaux les plus sanguinaires sont pourvus de ce que les zoologistes appellent « inhibitions anti-meurtres » qui les empêchent de s'entretuer lors des rivalités et des combats : les rites de

mises à mort suant la vengeance, la culpabilité ou l'on ne sait quel exorcisme sacré ; foules en rut, en proie à une exaltation effrénée ; et cette passion trouble, attirance et répulsion, cette fascination pour le sang, le risque et la mort..., la prise de conscience de ces profondeurs démoniaques nous interdit de régler leur compte trop superficiellement ou unilatéralement à nos petits problèmes médicaux, pourtant sérieux, autour du thème : « *disposer de la vie* ». Réanimation, euthanasie, avortement... tout se tient.

Les meurtres avec de bonnes raisons

Or, s'il tue par vertige et par vengeance, l'homme tue aussi pour des considérations respectables, telles que le bien commun ou la légitime défense. Les mains souillées de la pratique infligent à la loi magnifique du respect de la vie à tout prix, car elle n'a pas de prix, un démenti diabolique toutes les fois que l'homme, appelé civilisé, se voit contraint, dos au mur, *d'infliger la mort* ! La peur, la lâcheté tuent : mais le réflexe de défense, et sa rationalisation nommée « légitime défense », sont aussi meurtriers. On pourrait alléguer sans paradoxe scandaleux qu'une femme se fait avorter par « légitime défense », pour protéger sa vie (avortement thérapeutique), ou l'idée qu'elle se fait de sa vie et du couple, bref au nom d'impératifs plus décisifs que la vie d'un enfant à venir, un embryon !

Il n'est pas inutile, dans une méditation sur notre affrontement quotidien à la mort, et avant d'aborder le délicat problème de l'avortement, d'énumérer ici nos meurtres coutumiers : guerres, peine de mort, « death control », meurtres économiques et politiques...

Nos meurtres coutumiers

La guerre est *constamment* à nos portes. Chacun y tue, non pas toujours emporté par la rage de tuer, mais pour ne

---

« soumission » suffisent pour arrêter à temps la griffe et la dent acérée. (Cf. Konrad LORENZ, *L'agression*, Flammarion). C'est faire injure au loup que de dire que l'homme est un loup pour l'homme.

pas être tué. L'ennemi n'est pas toujours, tant s'en faut, « l'injuste et coupable agresseur [8] » : je tue « en état de légitime défense », et ce droit élémentaire conduit aux extrémités de la guerre presse-bouton qui anéantit Hiroshima...

En temps de paix, l'homme civilisé sacrifie, non seulement ses condamnés à mort (voir plus loin) mais, faute d'intelligence généreuse, les populations affamées du Tiers Monde, également des malades qui ne bénéficieront pas des thérapeutiques de pointe ni même des vaccinations les plus élémentaires. Nous l'avons rappelé, chaque politique (et la nôtre est singulièrement égoïste et cruelle) « choisit ses morts ». Qui gagnera le gros lot ?

Qui décide de la vie et de la mort ?

— Nous médecins, artisans obstinés, taupes myopes, besognons à ras de terre : il faut raccommoder les victimes une à une, au fur et à mesure qu'elles arrivent, avec les moyens du bord ! Nous n'accédons pas plus aux décisions globales que l'O.S. rivé aux pièces détachées. Les maîtres de la mort ne sont pas les soignants mais nos princes d'une économie sans patrie et sans âme qui, pour la puissance et le profit, ordonnent la guerre et la paix, les industries et les nuisances, les cadences de travail et le réseau routier, la production et le chômage, la vente des alcools et des stupéfiants, des médicaments inutiles ou dangereux, les crédits consacrés à l'atome, aux armements et aux hôpitaux, aux vacances et au Tiers Monde... Les ressources planétaires sont limitées et disputées, les chances inégales : le « struggle for life » est vécu comme une sorte de « légitime défense » sauvage — sauve qui peut ! plus révoltante encore que le « death control » (contrôle économique de la mort) dont on a récemment tenté la théorie au grand scandale de nos belles consciences morales, et qui sélectionnerait le plus raisonnablement, le

8. En fait, l'ennemi (à supposer qu'il soit l'agresseur) n'envahit un pays que pour l'asservir et s'emparer de ses richesses : la capitulation, si déshonorante soit-elle du point de vue de la patrie, permet d'épargner des millions d'hommes, de femmes et d'enfants, et l'on ne peut parler de « légitime défense » que très indirectement.

plus « humainement » possible, eu égard aux ressources d'une nation, les condamnés à mort faute de soins. « Laisser mourir » n'est pas « faire mourir », nous savons cela, ce distinguo rassure : mais priver de médicaments ou d'une opération un vieillard « au bout du rouleau » est-ce *laisser*, ou *faire* mourir ? La barbarie du *death control* a soulevé l'indignation : on ne laisse pas mourir un être humain, à sa porte, de sang-froid : mais nous laissons mourir, de sang-froid, à notre porte, des millions d'hommes d'Afrique, d'Asie et d'Amérique du Sud.

5. Respect ou idolâtrie de la vie? disposer de la mort (II)

Le respect de la vie s'inscrit donc dans un discernement qui s'efforce d'éviter les deux contraires lesquels, comme chacun sait, sont du même genre : l'*idolâtrie* et le *mépris* de la vie. Tel qui s'émeut d'un suicide ou d'un cas d'euthanasie, tient mordicus pour la peine de mort ; tel autre, à propos de la loi sur l'avortement, crie au « massacre des innocents », tout en se faisant complice d'une civilisation industrielle qui compte chaque année à ses portes des millions de morts de faim. Il n'est pas facile d'ôter la poutre de son œil au moment même où l'on dénonce la paille dans l'œil de l'autre ; il faut par ailleurs tenir compte de la dimension des problèmes, les uns à notre portée, les autres planétaires, écrasants. Nous nous contenterons de deux meurtres à notre dimension, la peine de mort, l'avortement.

1. La peine de mort et le respect de la vie

La peine de mort ne laisse pas indifférent le médecin soucieux non seulement du respect de la vie, mais de la psychologie du crime et de sa répression. Je pourrais intituler ce paragraphe : *Le médecin et le procureur.*

Comparons, si vous voulez, deux meurtres, l'euthanasie médicale dont nous avons parlé et que l'on condamne quasi unanimement, et la peine de mort, qui ne scandalise qu'une minorité.

Scandale devant l'euthanasie

Lorsqu'un médecin plaide pour l'euthanasie dans quelques cas exceptionnels, on se voile la face. « Comment, risque-t-il, un moribond, dans les affres d'une agonie qui se prolonge, nous implore, et nous nous détournons, nous lui refusons cet acte d'humanité qui, par surcroît, respecte une volonté ? Nous refusons l'acte de charité qui abrègerait une vie condamnée de toute façon à bref délai ? »

« Assurément, répond-on, nous n'avons pas le droit de toucher à la vie, elle n'appartient qu'à Dieu, elle n'appartient pas à l'homme, quand bien même il le revendique : l'euthanasie est un crime, comme le suicide, qui dispose aussi impudemment d'une vie humaine ; comme l'avortement, qui tranche dans l'œuf une existence innocente et sans défense. Qui ose enfin affirmer qu'un malade officiellement condamné ne bénéficiera pas in extrémis d'un miracle de la nature ou de la science ? *Personne n'a le droit de porter un verdict de mort !* »

Indifférence devant la peine de mort

Or le médecin que je suis est mal venu et serait mal vu de reprendre mot pour mot ce même plaidoyer, — mais contre la peine de mort : « Avons-nous le droit d'attenter à la vie, si elle n'appartient pas à l'homme mais à Dieu, même lorsqu'un pauvre homme en réclame le terme, et à plus forte raison quand il est traîné à l'échafaud contre sa volonté, c'est le moins qu'on puisse dire ? Au surplus, qui ose affirmer que cette existence criminelle est irrécupérable, qu'elle ne rembourserait pas sa dette en travail, que sa conversion ne rachèterait pas son passé… » ?

Bref, si nous n'avons pas le droit de toucher à la vie ni d'entreprendre sur Dieu, pourquoi l'argument qui condamnerait là l'euthanasie médicale ne condamnerait pas ici le couperet ou le peloton d'exécution ?

« Rien de commun, s'écrie le procureur ! La société accomplit une œuvre de justice et de légitime défense. La mort frappe, non plus un innocent, comme le fait l'avortement ou l'euthanasie, mais un *coupable* (le mot accusateur est jeté) ; et c'est un acte, non de vengeance barbare mais de réparation équitable qui envoie le criminel au trépas, — non moins nécessairement, hélas, que la patrie a sacrifié pour sa défense, la justice et la liberté, la fleur de sa jeunesse. La peine capitale ne sacrifie, après tout, qu'un seul être taré, afin que la Société survive et sauvegarde ses valeurs matérielles et morales. »

Défense illusoire

« *Défense sociale ?* Permettra-t-on au médecin d'argumenter contre le procureur ? Les statistiques ont prouvé que, dans les pays qui ont aboli la peine capitale, la criminalité n'a pas varié de façon significative. L'histoire a fait justice de cette pratique primitive (qui sanctionnait des délits aujourd'hui tenus pour véniels) tombée en désuétude : là où elle est encore perpétrée, elle n'a plus valeur d'exemplarité. Si elle en avait une, que ne se commet-elle publiquement, à grand tapage, comme autrefois ? Elle se cache dans l'arrière-cour d'une prison ! Elle

---

Note :

Le scandale soulevé récemment par l'exécution, aux U.S.A., d'un condamné au moyen d'une piqûre euthanasique, repose sur un amalgame douteux entre « peine de mort » et « euthanasie », et ressemble fort au « couvrez ce sein que je ne saurais voir ».

En effet : 1) Attenter à la vie par pendaison, chaise électrique ou piqûre, c'est tout un, sinon que la troisième paraît moins barbare. Si l'on est contre la peine de mort, le procédé importe peu ;

2) Tout autre chose est l'euthanasie, le chapitre 3 le précise (souffrances insupportables, demande expresse de l'intéressé, etc.). Si l'on veut prévenir les abus, il faut d'abord éviter les confusions, et traiter chaque problème à part ;

3) On comprend que les médecins se refusent à un geste de mort contraire à leur déontologie et leur vocation, et le délèguent au préposé : un bourreau ordinaire qui sait faire les piqûres !, plus facile à manier que la hache ! Mais c'est encore une tout autre question.

excitait une foule en folie, plus qu'elle ne dissuadait les meurtriers en puissance, qui pensent toujours échapper aux gendarmes.

Si l'on retient ici l'argument spécieux de légitime défense sociale, ne justifierait-on pas les avortements et infanticides en masse dans les pays où sévit un ennemi plus abominable que l'assassin ou l'envahisseur : la famine ? Sur ce point, nos pays suralimentés et surarmés se montrent, eux, de véritables assassins. Non, aucune "légitime défense" n'excuse que l'on fusille ou décapite un être humain ».

Culpabilité discutable

L'apôtre de la mise à mort insiste : « Vous plaidez à tort pour un *coupable*, en situation de mort par son meurtre prémédité ! »

« Répondrez-vous par un nouvel assassinat ? Et que savons-nous de la culpabilité ? »

Ne parlons pas des erreurs judiciaires (un procès se révise, un mort ne se ravise point). L'appréciation du même forfait varie au gré des époques et des lois : la mise à mort oppose une mesure irréparable à une justice relative et faillible.

Relative également, et discutable, la culpabilité du plus endurci des criminels. Ni la science du cerveau, ni la psychologie ne sont en mesure d'affirmer une responsabilité : nous connaissons quelques maladies criminogènes, mais derrière notre « macro-psychologie » grossière, toute une « micro-psychologie » fine nous échappe encore.

Tel qui, aux yeux de tous, est coupable (et d'autant plus que son acte a été froidement prémédité) n'est, sans doute, et d'autant plus évidemment, qu'un malade qui tue ; parce qu'il se croit persécuté ; ou pour se justifier ; pour se punir, ou pour appeler à l'aide, et notre attention, sur sa pauvre vie ; pour paraître dans les journaux… Il faudrait supprimer, non pas le criminel, mais les conditions physiques, mentales, sociales, qui ont rendu le criminel et son crime possibles. Les criminologues ne sont encore écoutés qu'avec réserve : le débat du médecin et du procureur est à peine entrouvert.

Le médecin est un défenseur de la vie, partout où elle se trouve menacée : ami ou ennemi, innocent ou meurtrier, les misérables, les exclus, tous les *pauvres* de ce monde.

2. L'avortement

C'est pourquoi aussi, au plus profond de moi-même, je ne me résigne pas à l'avortement (qui le pourrait de gaieté de cœur ?)[1]. Ne faut-il pas des raisons majeures, des raisons de détresse pour courber l'échine, sans baisser les bras, en cette affaire où s'engage notre civilisation, qui s'honore de satisfaire les revendications des catégories sociales opprimées (les femmes en l'occurrence) ?

Un échec de la société et de la culture

Pour supprimer l'avortement, il ne suffit pas de l'excommunier, il est indispensable de procurer les moyens de l'éviter : un niveau de vie décent[2], une pédagogie rationnelle des naissances, un niveau de vie culturel qui fait défaut même dans notre pays ; enfin, mieux que des moyens de vivre, *des raisons de vivre et de donner la vie*, c'est-à-dire une foi que l'Occident semble avoir perdue.

Qu'on le veuille ou non, l'avortement subsistera comme le résidu analphabète du contrôle des naissances et de la maternité-paternité désirée. Placé dos au mur face au drame meurtrier des avortements clandestins (les moins riches ne pouvaient s'offrir la Suisse ou l'Angleterre), le Parlement a inscrit dans la loi ce droit et ce devoir extraordinaires d'un meurtre légitime, obligatoire lorsque

1. Sans m'autoriser à porter un jugement sur la loi française, ni sur ceux qui sont mis dans l'obligation de l'appliquer. J'en ai d'autant moins le droit que ma spécialité ne me conduit pas à pratiquer des I.V.G. (interruption volontaire de grossesse).

2. On conçoit la marge de manœuvres et les facilités ouvertes par la notion de *niveau de vie*, relative à telle ou telle société, ses besoins et ses désirs, son nécessaire et son superflu.

la demande nous en est adressée, au prix de quelques conditions, délais, formalités et dialogues préalables.

Un échec personnel

Certes, le produit de la conception qu'une seringue aspire n'est pas encore une personne et l'avortement n'est pas un infanticide, objecte-t-on sans bien savoir ce qu'on fait [3]. Ce petit meurtre discret, honteux, cet embryon de meurtre qu'est le meurtre d'un embryon, merveilleux bourgeon d'espérance, comment le justifier, sinon par la détresse physique, morale, sociale d'une femme ou d'un couple ? Consciemment ou inconsciemment, la femme se défend contre une « agression » biologique, psychologique, économique : agression par un innocent, mais agression tout de même [4].

De l'avortement thérapeutique (la femme en danger de mort) accepté par l'Eglise, le pas est franchi désormais vers l'avortement en situation morale ou sociale difficile (ou, pourrait-on dire, par assimilation à d'autres situations : « en état de légitime défense », que l'Eglise désapprouve ; et, par glissement inéluctable, vers l'avortement pour convenance personnelle.

Certes, l'interruption volontaire de grossesse (I.V.G.) comme on dit pudiquement aujourd'hui, soulève d'autres cas de conscience que la liberté de la femme et la qualité de sa vie (laquelle primerait sur l'enfant à naître) : il y a aussi la qualité même de la vie de l'enfant : « Avons-nous le droit de massacrer un innocent », dit l'un ; « Avons-nous le droit, dit l'autre, de lui imposer une existence inhumaine de

---

3. Je me range, provisoirement, du côté des théoriciens de « l'animation médiate », qui admettent qu'on ne saurait parler d'un être humain avant le troisième mois de la vie embryonnaire. Lire l'intéressant ouvrage sur *l'avortement* du Dr J. Dalsace et Anne-Marie Dourlen Rollier, Casterman.

4. Innocence ou culpabilité de l'agresseur ne change en rien « la légitime défense ». Lorsque j'abats un fou qui braque sur moi son arme irresponsable, son agression n'est ni juste ni injuste, elle est aussi neutre que le rocher qui va m'écraser. L'innocence ne suffit pas pour innocenter une agression, et je n'aime pas ceux qui hurlent au « massacre des innocents » pour lutter contre l'avortement (ils n'ignorent pas le désastre des avortements clandestins, autre massacre). Ce n'est pas une raison pour tout se permettre. Impossible de garder les mains pures.

grand handicapé physique ou mental (cf. trisomie 21), l'existence malheureuse d'un enfant non désiré, dans un monde de plus en plus menacé ? »

Des questions difficiles

Je ne dis pas qu'il est facile de répondre à ces questions (voir chap. précédent § 3), mais il n'est pas non plus sans risque grave de confondre une question de *conscience* et une question de *convenance,* cette dernière empiétant volontiers sur la première. La notion et la conduite équivoques de « légitime défense » (expression consacrée en matière de meurtre) se situant dans un no man's land entre convenance et conscience.

3. Conscience et convenance

Tous les problèmes soulevés précédemment nous contraignent à un examen de nos mobiles cachés, suspects, mêlés. Tel qui croit agir en conscience agit inconsciemment par lâcheté, pour se défendre, pour son profit ou son confort. Le « death control » trahit la *convenance* derrière la *conscience.*

Nos mobiles profonds

Un enfant naîtra handicapé : décidons-nous de le supprimer *pour lui ?* ou *pour nous ?*

Un grabataire que nous réanimons à tour de bras ; ou que nous débranchons de la machine : *pour lui ?* ou *pour nous ?* Si nous le prolongeons, n'est-ce pas pour notre profit ou notre prestige ? Si nous arrêtons, n'est-ce pas pour nous débarrasser d'un trop lourd fardeau matériel et moral ?...

Peine de mort : conscience ? ou convenance ? Cette solution expéditive n'intervient-elle pas à point pour nous faire faire l'économie d'une réinsertion psychologique et sociale (c'est plus pratique et cela coûte moins cher) ? ou l'économie d'une révision déchirante de toute notre société, qui produit profiteurs et marginaux ? Mais le thème au grand cœur de la « réinsertion sociale » et de la « responsabilité de la société », n'est-il pas à son tour un bon alibi peu réaliste ?…

On voit que, de proche en proche, nous sommes engagés, embarqués. Pour revenir à l'avortement, lorsque nous tentons de le justifier en alléguant que la vie biologique, mentale, conjugale, économique ou sociale d'un couple est menacée, est-ce menace vitale, question de vie ou de mort ? Ne s'agit-il au contraire que d'un certain niveau de vie ? Simplement (et c'est important) de bonheur ? Plus tristement : de plaisir ? de confort ? de vacances ?

Propriété ou amour ?

Les femmes entendent disposer de leur corps et du fruit qu'il porte, au nom de la liberté, et d'une certaine qualité de la vie. A une jeune fille qui récemment revendiquait très haut ce droit (n'est-ce, après tout, qu'une affaire de *ton* ou *d'accent,* traduisant un certain esprit, l'esprit de propriété ?), je suggérai que, dès l'instant que je tiens à un être, ou qu'un être tient à moi, je ne suis plus libre de disposer de moi : est-ce esclavage, ou un autre niveau de liberté dans la dépendance la plus totale de l'amour ?

A une autre jeune femme qui demandait d'avorter, notre ami suisse le Docteur Paul Plattner glissa dans l'entretien : « *Quel nom lui donnerez-vous ?* » : la femme garda son enfant. Cette anecdote édifiante ne prétend pas servir d'exemple, ni résoudre les grandes difficultés des femmes de notre société de production-consommation. Ce que je veux dire, c'est que ces difficultés, si graves soient-elles, ne sauraient trouver d'issue qu'en référence à l'amour ou à l'absence d'amour. La femme qui porte un enfant ; un vieillard tenté par le suicide… : tout est perdu s'ils n'aiment ou ne sont aimés de personne, s'ils vivent dans une communauté sans amour.

Vraie et fausse liberté

D'autre part, on ne peut pas demander à une femme, après un simple retard de règles et un diagnostic biologique de grossesse non désirée, de se sentir déjà habitée par l'amour maternel. C'est pourquoi, en dépit des interdictions d'ordre moral ou religieux, avant le 3e mois une interruption de grossesse ne peut pas raisonnablement être assimilée à un infanticide.

Le dérapage vers l'avortement de convenance n'en dénote pas moins une véritable dégradation de la notion de *liberté*. La liberté devient de plus en plus la revendication d'agir selon notre bon plaisir ou notre commodité.

Il y a une liberté égoïste, en effet, mais il y en a une différente, qui, loin de s'aliéner, s'épanouit en l'autre, dans le service de l'autre, et dans le pouvoir merveilleux de créer de la vie et du bonheur autour de soi.

Je ne dirai pas qu'il appartient à chacun de choisir « librement », à sa guise, l'une ou l'autre de ces libertés, et ne voudrai culpabiliser personne : nul ne saurait apprécier la part de chacun et celle, plus écrasante, de la pression des mentalités qui l'influencent.

La justice facile

Face à l'avortement, comment suivre la ligne de crête entre le pharisaïsme et l'abandon ? Le « Juste » s'en tient à l'intransigeance : « Tu ne tueras point ! » C'est là préserver sa pureté, en sachant que le travail se fera ailleurs (« Que d'autres s'en chargent, moi jamais ! ») : d'autres, en effet, devront obéir à la loi, pas forcément de gaieté de cœur, et parfois souffrant eux-mêmes dans leur âme et dans leur corps.

« Tu ne tueras point ! » Que celui qui n'a participé à aucun meurtre, direct ou indirect, ne serait-ce qu'en participant confortablement au scandaleux désordre établi en faveur des pays riches au prix de millions de morts chaque année dans le monde, jette à l'avorteur et à sa cliente la première pierre !

L'évasion dans la permissivité

Est-ce une raison pour capituler et consentir à la banalisation des avortements, — comme on se débarrasse d'une mauvaise dent ou d'un *objet gênant?* Rares sont ceux qui ne reconnaissent pas, en tout avortement, un échec. Echec personnel dont les psychologues mesurent les répercussions ; échecs d'une civilisation du profit à court terme. La politique du moindre mal consiste à tenter d'endiguer la voie d'eau, de résister pied à pied, sans esprit de jugement. N'est-ce pas ce que la loi française avait prévu dans l'esprit des entretiens préalables à l'I.V.G. ?

Il faut donc descendre dans l'arène, en essayant de comprendre et de guider, partager le langage et le contexte même des intéressés plutôt qu'imposer notre langage et notre vérité.

4. Accueillir ou refuser la vie

La civilisation de la peur

Le médecin, apôtre de la vie, se voit débordé par le raz de marée d'une civilisation qui a peur de la vie comme elle a peur de la mort. Comme le chirurgien de guerre, qui se hâte lentement à recoudre une blessure pendant qu'il en éclate mille au même instant, ainsi luttons-nous pour une pauvre vie à naître, à contre-courant d'une civilisation de vieillards qui ne croit plus à la vie tout en s'accrochant en avare à la sienne. Une civilisation myope et conservatrice, qui sauve les meubles à court terme et compromet l'héritage de ses enfants. Une civilisation de l'avarice et de la peur : peur face à la marée de surpopulation des continents affamés ; peur pour son niveau de vie privilégiée, peur, chez cette femme « tombée enceinte » et qui se sent incapable d'assumer sa maternité (peut-être a-t-elle déjà porté trop d'enfants)... Cependant que les prodiges de la médecine néo-natale sauvent de justesse des prématurés autrefois condamnés ou mutilés : « une vie ne vaut rien ; rien ne vaut une vie ! » [5]

La répression sauvage de l'avortement déshonorait une civilisation hypocrite et plus cruelle aux faibles que la nôtre ; moins injuste, la nôtre, en revanche, a perdu le courage, et l'espérance de dire *oui* à la vie à venir, à une naissance autrefois acceptée par les plus pauvres comme une charge, ou accueillie comme une grâce ; une naissance que l'on veut aujourd'hui programmée et qu'il devrait être possible de décider et d'accueillir en toute responsabilité et toute joie grâce à la maîtrise de la procréation.

Le oui originel

Résumons-nous : l'avortement est un meurtre ; si l'on ne peut pas condamner sans nuances les personnes, on ne peut que le déplorer. En vérité (comme la guerre, la peine de mort et tant d'autres homicides) l'avortement illustre l'aliénation de l'humanité sur cette terre [6] ; un mal provisoire, espérons-le ; et l'un des aspects du péché. Non seulement le pluriel vulgaire des péchés que nous commettons, mais le malheur de l'existence humaine. Il étouffe dans l'œuf la promesse de cette merveille qu'est la vie ; il capitule devant l'énigme, ou plutôt le mystère qui fait de la vie sur cette terre à la fois la chose la plus dérisoire et un don d'un prix infini ; il renonce au fiat originaire : « Que la vie soit », il vend son âme au diable contre nature du *non,* il renonce à l'espérance.

Car le premier de tous les *oui*, est le *oui* à la vie, à une vie.

Et nous verrons que *le oui* à notre mort (qu'il est difficile à prononcer, ce *oui* !) *commence par le oui* à la vie.

---

5. Emerveillement : « Le bébé miraculé » dans les décombres du séisme d'El Salam en Algérie (1980).

6. On inscrit l'avortement « libre » dans le catalogue de la « libération de la femme » : superficiellement, provisoirement, il s'agit bien d'une victoire ; mais d'une victoire à la Pyrrhus, qui masque une défaite et une aliénation plus profondes. C'est pourquoi je déplore l'avortement, même si je ne juge pas les personnes.

6.
Apprendre à mourir, c'est apprendre à vivre oui à la mort, oui à la vie (I)

« On mangeait et buvait, prenait femme et mari... et les gens ne se doutèrent de rien jusqu'au déluge qui les emporta tous. » (Mt 24,38).

« Repose-toi, mange, bois, fais la fête (...) — Insensé, cette nuit même, on va te redemander ton âme... » (Lc 12,16).

« Quand tu fais quelque chose, fais-le comme si le sort du monde en dépendait, et en même temps comme si tu devais mourir dans la minute qui suit et que cela n'ait aucune importance » (St Augustin).

1. Oui à la vie, non à la mort

Le *oui* à la mort commence par le *oui* à la vie, ai-je tenté d'affirmer contre toute vraisemblance, — et c'est bien la gageure qu'il faut tenir coûte que coûte. Mais n'est-ce pas nous payer de mots ? Dire *oui* à la mort, n'est-ce pas tourner le dos et dire *non* à la vie ? Dire *oui* à la vie, n'est-ce pas haïr, refuser, dire *non* à la mort ? Comment l'amour de la vie peut-il s'arranger, non pas d'un morbide « amour » de la mort (qui ressemblerait à un *amor fati,* un amour du destin), mais d'une acceptation, d'un accueil paisible et joyeux de la mort ? Il faudra bien affronter cette contradiction, nous efforcer de la dépasser.

Elle nous contraint à cette première évidence que « le problème de la mort », — la mienne, celle de mon prochain —, *n'est autre qu'un problème de vivant !*

Je dirai aussi qu'elle est une affaire personnelle à régler entre hommes ; entre Dieu, et nous. Une affaire intime, et une affaire publique : une confession ; une conversion ! Je puis jouer, louvoyer, tricher, mais la réalité ne me laissera pas tricher longtemps, les mots s'effondrent *quand le moment vient* de me montrer tel que je suis. « La femme, sur le point d'accoucher, s'attriste, *parce que son heure est venue ;* mais quand elle a enfanté, elle oublie les douleurs... » (Jn 16,21). Ainsi de l'heure de la mort, qui nous accouche à nous-même.

Personne ne peut dire...

Celui que je serai, je ne le sais pas. Pour l'heure, il me paraît que j'ai peur de la mort, comme vous peut-être. Mais je ne mesure pas ma peur aussi longtemps que la bataille décisive n'est pas engagée. En sorte que c'est la chose qui me concerne de plus près, et en même temps ne me concerne guère tant que ce n'est pas *mon heure,* ou celle de mon proche, toi, ici, maintenant, dans ce lit [1].

Ah ! que nous risquons de nous payer de formules ! Qui est qualifié ? Qui est au courant, sinon de l'extérieur ? Qui est capable, sans un ridicule odieux, de discourir sur la mort du haut de son balcon de vivant ? Personne ne sait rien, sinon ce mourant, qui ne dit rien [2].

Le médecin approche des mourants et des morts : on imagine qu'il a qualité pour en parler d'expérience. Or le nombre ne fait rien à l'affaire. Une seule mort m'a fait toucher la mort ; tant d'autres sont restées à la périphérie de moi-même : passer à côté de l'événement, je sais ce que

---

1. Les millions de morts dans les Camps, et aujourd'hui même en Asie, en Afrique, — images atroces à la télévision —, s'éloignent vite dans l'abstraction, à moins d'une action militante, sur place, qui contraint à la réalité, dont la cruauté dépasse l'imagination.

2. Ceux qui sont revenus des proches parages de leur mort témoignent d'expériences étranges et réconfortantes (cf. Dr Raymond Moody, *La vie après la mort*, Robert Laffont, Paris).

cela veut dire ! J'ai soigné, le chagrin dans l'âme, accompagné des malades que j'aimais, et que de toutes mes forces je voulais arracher à leur destin. Impuissant, paralysé. J'ai prié ; je me suis révolté contre Dieu et contre moi qui n'avais pas su mieux faire ; et récité : « Que ta volonté soit faite... »

Comment on se protège

M. Des. s'éteint d'un cancer à l'œsophage. Il n'est pour moi rien de plus, rien de moins que tant d'autres patients. Larmes aux yeux, je murmure à sa femme : « Il valait mieux en finir, pour lui, pour vous »... dégradation de la mort en une brève compassion, presque un fait objectif. Cette insignifiance de l'improbable, et pourtant écrasant d'évidence, ressemble à l'anesthésie par un traumatisme violent. Le courant est coupé par une sorte de disjoncteur, de protection biologique, voici que je me sens à peine concerné, l'événement formidable tourne à vide, comme étranger : un fait.

Cette coupure n'exclut nullement, bien au contraire, un émoi débordant : on « partage » une douleur, l'émotion remue des vagues viscérales contemporaines de notre anesthésie même (qu'une piqûre, un alcool, suffiraient à produire ou réduire). Pseudo-participation, sans communion vraie. La vague psychologique ne nous engage pas. C'est pourquoi ma pudeur se rabat sur la mort comme un fait objectif : protection du médecin.

La sympathie, seule approximation intuitive à notre portée, nous paraît suspecte : ne s'agit-il pas encore et toujours d'une sympathie *pour moi,* mais déguisée, transportée, projetée sur autrui ?

On pleure sur soi devant la mort des autres, même ceux qu'on aime. (*Jésus, cependant, à la mort de Lazare, pleura, parce qu'il l'aimait,* Jn 11,35).

Certes, mes deuils personnels ne me donnent aucun droit de regard sur la mort, ni le droit d'en faire état : c'est pourtant mon seul bagage, et je ne témoigne que comme le survivant que je suis, dérisoire et faux témoin que ne risque pas de démentir celui qui s'en va.

C'est une douleur de vivant que nous partageons

soi-disant avec les mourants. *En parlant d'eux, nous ne parlons que de nous !*

Nos pauvres ruses

J'ai été en danger de mort, comme tant d'autres, moins que tant d'autres — et cela n'a rien d'extraordinaire parce qu'on se trouve alors en quelque sorte « dans le bain », tout entier mobilisé et s'adaptant tant bien que mal, tout occupé de survivre. Encore et toujours c'est de *vie* qu'il s'agit, le versant de la vie, c'est bien évident.

Les mécanismes de défense et de compensation, ruses touchantes, jouent à tout moment. Différents selon que l'on se trouve loin ou près de la mort. Il n'y a pas à s'en formaliser, c'est la loi de la vie : toute agression provoque une réaction d'adaptation plus ou moins adroite, mêlée d'erreurs et d'inhibitions : fièvre, tremblement, fuite, défi, arrogance, pleurs, rire, activisme technique, funérailles, colères, prières... Tout est posture, figures multiples, métamorphosées, sublimées, de l'instinct de conservation, du vouloir vivre.

C'est en vain que je m'efforce au naturel. L'impassibilité, l'objectivité sont postures comme les autres, des impostures quand elles se prennent au sérieux. Chacun de se guinder, comme à un repas de cérémonie.

Nous forçons notre talent : l'un dramatise, l'autre dédramatise. Même la simplicité sonne *étrangement* juste. La simplicité est difficulté refoulée ou, au mieux, surmontée.

Choisir de dédramatiser ?

Pourquoi dès lors dramatiser plutôt que dédramatiser ? A nous attarder, à nous exciter sur le « tragique », « absurde », « indicible », « le mutisme de l'irréparable »[3],

---

3. JANKÉLÉVITCH, *La mort*, Flammarion. Bel ouvrage philosophique. Sur l'opposition entre ceux qui dramatisent et la plupart qui gardent la mesure, voir l'enquête ouverte par *Présences* (N° 76, 3e trimestre 1961). Le Dr Paolo Rovasio insiste sur l'épouvante (Montaigne : « C'est le mourir qui m'épouvante »). Et le

n'emplissons-nous pas l'air des cymbales d'une jacasserie qui est encore et sempiternellement la protestation du vivant ? Entre deux sortes de « mauvaise foi », optons pour la dédramatisation, et refusons d'en rajouter.

Les traits d'humour ne sont pas à mépriser : « Ne prenez pas la vie au sérieux : vous n'en sortirez pas vivant. » « Personne n'a jamais raté cet examen de passage » *(trépasser)*. « Il n'y a pas de redoublants. » Et pourtant, ajoute Jankélévitch, tout le monde rate sa mort, crève à la diable, pris sur ses mégardes et en flagrant délit d'impréparation. Personne ne pourra « faire mieux la prochaine fois. »... L'humour nous aide à vivre et à mourir : « Tout au plus un mauvais moment à passer ! L'ablation de la vie ressemble... à l'extraction d'une dent : vous n'aurez même pas le temps de vous en apercevoir »... « Nous ferons tous, le moment venu, comme tous les morts depuis l'origine des temps[4]. »

Mauvais joueur ?

Suis-je plus mauvais joueur qu'un autre ? J'ai souffert plus que je ne saurais le dire de certaines morts, et je me suis enfui de nouveau dans la *vie* ! Parfois, comme coupable de survivre, j'ai scrupule d'en parler ; ainsi le riche, des pauvres qui crèvent de faim ; les bien-portants, des malades ; les jeunes (ah ! si je pouvais avoir vingt ans !) des vieillards (mon père, ses 86 ans épuisés, épuisants, ses derniers mois !). Le respect humain nous retient, qui n'est pas toujours lâcheté. Il y en a tant qui voient mourir autour d'eux dans des conditions atroces, et passent à leur tour sans faire d'histoires. Il faut être sobre. Ceux qui sont rentrés des camps de concentration sont avares de détails.

---

cri angoissé, pitoyable d'Ionesco : « Tout le monde est le premier à mourir » !). D'autres parlent de simplicité. Par exemple : « Un premier point a fait notre unanimité : nous doutons que le Dr Rovasio ait jamais approché de mourants. Nous pensons que la mort est un phénomène simple — très simple — comme la naissance... » (Mlle Brunel, infirmière chef, o.c. p. 22).

4. Jankélévitch, o.c. pp. 341, 323...

Attendre d'y être

Plus je me sens loin de mourir, plus la mort me semble affreuse et, contradiction, ce mot « affreuse » est abstrait, parce que je ne suis pas dans le coup. Chacun « appréhende » l'approche d'un examen, et voici qu'il se trouve, au jour dit, à l'œuvre. Incroyable, mais vrai ! Il le faudra bien ! C'est mathématiquement certain. On s'adaptera. On fera comme les autres. Guerre, famine, déportation, gangrène, asphyxie..., on s'adapte à tout. J'ai beau répéter : « C'est impossible », quand le moment sera venu, je m'y ferai, il faudra bien. Question de *moment.* Avant l'heure, ce n'est pas l'heure, rien ne sert de s'affairer comme les émotifs toujours en avance sur le train. D'une manière ou d'une autre, cela se passera. Alors, ne faisons pas de manières.

2. Quelques mécanismes de défense

J'évoquais la quasi-automaticité des conduites d'adaptation et de surcompensation. Il est temps de les comptabiliser, à l'usage des soignants et des (futurs) mourants.

« Divertissement » nécessaire

Le plus banal, vous le savez : « Ne pas y penser. On verra, le moment venu. » La mort, c'est pour les autres. Folie ? (que Pascal stigmatise sous le nom de « divertissement ») ? Sagesse élémentaire plutôt ? Tout est acceptable, plutôt que l'angoisse (avec l'insupportable sensation de « mort imminente » que certains déprimés sont à peine capables d'exprimer).

Si les refoulements, déplacements, substitutions et sublimations de l'angoisse de mourir ne jouaient pas, ne deviendrait-on pas fou ? La peur de telle ou telle maladie — avant tout, le cancer — joue au besoin le rôle d'abcès de fixation, — une angoisse-tampon qui n'a rien d'enviable, mais elle bouche un trou béant, elle occupe l'angoisse.

D'autres ruses réussissent mieux : prouesses, projets, travail : « Il s'est tué au travail » ; l'agitation, l'ambition, activisme, performances sportives ou thérapeutiques (pour le médecin) : ne pas laisser le moindre interstice vide, le moindre créneau mal gardé, par où se glisserait l'envahisseur sournois, l'affrontement existentiel. « Homme tu vas mourir », je répète la formule tout en courant à mes affaires, elle me trouble un peu, elle ne mord pas longtemps ; elle ne mord plus depuis longtemps. Subjectivité : facticité !

Lutter contre la mort pour l'oublier

L'objectivité technique est aussi une posture de la subjectivité, un bouclier dressé entre la mort et nous vivants. Aussi longtemps que j'opère du cerveau et des mains, j'échappe à l'affrontement nu. Symptômes biologiques de mort apparente ou réelle, critères mesurables, conditions et délais de ressuscitation, encore reculés : voilà du solide, et un adversaire honnête, à votre taille ! Je détourne mon regard de la vérité tout en faisant face avec exactitude et mettant entre parenthèses la personne, c'est-à-dire tout ce qui m'impliquerait dangereusement dans une relation, tout ce qui empièterait sur mon tréfonds.

Explications, mécanismes, étiologies, pharmacologie, électroencéphalographie, lois physiques et pratiques efficaces... : *parades efficaces* [5] ?

Je traite de nos devoirs à l'égard des mourants : est-ce vraiment de la *mort*, la mort charnelle, inscrite en ma

---

5. « Le journal officiel publie à la Préfecture de Police la déclaration de l'Institut de Thanatopraxie. Son but : diffusion, développement et enseignement de la *thanatopraxie*, c'est-à-dire tous les soins qui peuvent être donnés aux défunts dans un but d'hygiène et de conservation, notamment par la pratique de l'embaumement »... Asepsie, voilà le mot pour désigner notre objectivité lucide, stérile, devant la mort ! *Exactitude sans vérité* : je manipule cette réalité avec une attention scrupuleuse mais absente, en fonctionnaire. Je me suis absenté de l'existence. Notons que les mêmes détours et détournements peuvent stériliser toutes nos relations humaines : nos rapports avec les malades, nos rapports avec « l'aliéné ». La psychiatrie classique, médecine d'objet, exacte dans ses descriptions et prescriptions, conduit à étiqueter et modifier du dehors un comportement, un rendement social. La démystification critique nous libère d'une aliénation ; elle nous livre à une autre.

chair ? Non : pour éviter de m'impliquer personnellement, — danger d'identification d'ailleurs unanimement dénoncé par les psychologues —, j'écarte prudemment, objectivement, la mort existentielle, laquelle se dégrade en *fait biologique, psychologique* (« nos relations avec les mourants »), *social,* que sais-je encore ? Et c'est peut-être mieux ainsi, tant que nous ne sommes pas dignes de Toi !

Les quatre étapes

Je passe sur d'autres compensations et sublimations classiques : l'ataraxie stoïcienne, le nirvâna visé par le bouddhiste, la religion de dernière heure d'un Barois, la « résurrection-opium du peuple »...

L'essentiel n'est-il pas de tenir le coup ? On est pas exigeant sur le choix des moyens !

Si près du précipice que survive ce grand vieillard, il tremble, il vit au présent malgré ses allégations et ses souvenirs, il vit *à mesure* et *malgré tout* (on l'aide avec des anti-dépresseurs). Les condamnés et vieillards amoindris tiennent ainsi en mauvais équilibre sur l'extrême bord, avec une sorte de familiarité qui n'exclut pas la stupéfaction. Cela dépend des heures. A certaines, comme dans les situations critiques, nous *réalisons*, comme on dit, notre mort, que nous n'avions jamais considérée que dans l'abstrait. M.G., 77 ans, qui aurait préféré ne pas se réveiller après l'anesthésie chirurgicale, ne réalise pas, et il réalise, pourtant, sa fin.

Le commencement de la fin apparaît à la surface de l'être, comme un corps remonté du fond de l'eau, quand il se trouve un jour renoncer à crier *non*, et se livre à l'ennemi ; quand il renonce à s'agiter comme une bête prise au piège. Un laisser-aller, un glissement, une indifférence. Le Dr Kubler-Ross a décrit en détail les quatre étapes de la psychologie des mourants : dénégation et repli sur soi ; révolte et agressivité ; marchandage avec la mort ; résignation et indifférence enfin... *En finir !* Mais on évalue mal les vraies forces en présence, partagées entre un reste de vouloir-vivre et un renoncement à vivre : le *non* apparent, le *non* réel. Tricheries inconscientes et dont l'innocence est insondable.

Tant qu'il subsiste une obstination résiduelle du corps à capter l'air et l'eau, le *non* à la mort reste l'ombre de ce qui fut un *oui* amoureux de la vie. Il peine, il ahane (mon beau-père asphyxiait), il n'en finit pas, on aimerait hâter cet interminable accouchement. Cet autre, on dirait un *oui-non*, une hésitation sournoise du corps, un « à quoi bon » insidieux, un *oui* à la mort que ne réfute plus guère le *oui* à la vie, une forme larvée du suicide que certains pourraient assimiler sous le nom de « pulsion de mort » à quelque obscur désir de retour au sein maternel, — la Terre-Mère, le « repos éternel ».

Rares sont les départs réconfortants pour nous, comme des patriarches chargés d'années, rassasiés d'années et d'enfants. On dit alors que la mort est le *couronnement* de la vie. La plupart, ayant égoïstement raté leur vie, n'en ont jamais assez, ils s'accrochent, les avares, ils supplient — toute une fortune pour un mois de sursis !

On dit que les enfants, dès l'âge de huit ans, ont conscience et angoisse de la mort[6] ; d'autres assurent au contraire que les jeunes gens quittent la vie « avec une incroyable facilité » (Cf. Présences o.c. p. 25). La plupart de ceux qui nous apportent leur témoignage sont encore plus frappés par l'angoisse insupportable de l'entourage, parents et soignants, au chevet de l'agonie la plus poignante qui se puisse imaginer, celle d'un corps et d'un visage d'enfant[7].

3. Maîtriser la mort ?

Comme toute agression inédite et dramatique, la menace de mort prochaine provoque donc des réactions de défense, « dans l'ordre ou le désordre » ; mieux vaut l'ordre, et la

---

6. Cf. quelques « histoires vraies, hélas » relatées dans le livre de L. SCHWARTZENBERG et P. VIANSSON-PONTÉ, *Changer la mort,* Albin Michel, Paris.

7. Cf. « Le médecin face à la mort de l'enfant », in *Médecine de l'homme,* n° 30, décembre 1970.

grande affaire des hommes ne serait-elle pas d'organiser leur défense ?

Vocation de l'homme : maîtriser les forces sauvages, le cheval, les torrents, l'atome... « Qu'il domine sur les poissons de la mer... » (Genèse 1, 26). Mais domestiquer la mort ? Mais oui, nous le savons, les techniques rituelles, précédant les techniques actuelles, et se mêlant à elles, ont eu pour tâche de domestiquer la mort. Au commencement est l'ordre : la débandade désordonnée à laquelle assiste notre modernité résulte de la rupture des digues rituelles.

Le désordre emporte parfois, comme une armée en déroute, toute une population frappée par un cataclysme hors du commun : séismes, pestes, bombardements. Seuls tiennent debout dans la débâcle quelques Maîtres, quelques Serviteurs, et l'on assiste parfois à des merveilles de sang-froid et de solidarité (le dernier séisme d'El Asam...).

Les codes et les rites

Pour échapper à l'inadaptation — autant que possible, car il subsiste du désordre dans l'ordre le plus rigoureux [8] — les groupes humains ont édifié les garde-fous des coutumes et des rites [9]. Le code du savoir-vivre, la discipline militaire, le rituel religieux soutiennent le soldat dans la bataille perdue, la débandade est évitée de justesse. Bien entendu, rien de plus irrationnel que les rites, mais cette magie sauve les meubles.

Abandonné à lui-même, chaque misérable petit individu se laisserait aller aux cris et aux larmes, à des violences extrêmes : il se doit, ou plutôt il doit à la communauté de se ressaisir, de ne pas broncher, de ne pas livrer de sa douleur et de sa peur un spectacle lamentable. Des pleureuses sont déléguées aux cris et aux larmes. La mort

---

8. La fuite peut donner bonne apparence et parfaite cohérence : ce n'est qu'une façade tôt rompue : dans la plus minutieuse de nos diversions techniques ou verbales, et lorsque nous modifions l'itinéraire de notre visite à l'hôpital. Je capitule devant cette ultime visite : c'est que, dans mon for intérieur, je détale à toutes jambes...

9. L'histoire des représentations de la mort en Occident depuis le Moyen Age a été magistralement traitée par Ph. Ariès dans ses ouvrages sur la mort (au Seuil).

est maîtrisée par le code, qui va jusqu'à sacrifier les premiers-nés à Moloch, et les jeunes-hommes-suicide à la guerre.

Les rites et la technique

L'attitude technique, autre effort d'adaptation au danger mortel, a beau couvrir le rite magique de son apparente objectivité, les eaux mythiques et techniques se mêlent curieusement : non seulement en ce sens que la technique constitue elle-même, nous l'avons dit, un nouveau rite et la forme moderne du sacré ; mais aussi, dans le tréfonds de chacun de nous — hommes du commun, hommes de science les plus positifs et positivistes, les plus matérialistes — se dissimule un petit mystique qui s'ignore, mystique dans l'acception la moins recommandable : « Nous trouvons en nous-mêmes, médecins, beaucoup de conceptions magiques, soient qu'elles aient précédé nos connaissances scientifiques, soit qu'elles coexistent avec elles et en dessous d'elles » (Gourevitch, in Bodard, o.c.).

Gérer sa vie et sa mort

Quoi qu'il en soit du caractère tant soit peu magique de toute pratique, même la plus aseptiquement rationnelle, l'homme moderne d'Occident introduit depuis la Renaissance cette prétention sans précédent de *prendre en mains ses affaires*, de gérer lui-même sa vie, sa mort, sa destinée. « Nous sommes libres, Electre (...) J'ai fait mon acte (...) Je le porterai sur les épaules (...) et plus il sera lourd à porter, plus je me réjouirai (...) » (Oreste dans *Les Mouches* de J.-P. Sartre).

Je voudrais réfléchir maintenant avec vous sur cet extraordinaire effort prométhéen de l'homme pour contrôler et gérer, comme il gère et contrôle les autres puissances de la nature, *sa vie et sa mort*. Faut-il nous rallier à cet orgueil, ou plutôt à cet éveil de notre responsabilité ? Et comment le plier à son tour à l'humilité du Serviteur ? L'homme a vocation de *se faire*, d'accéder à son humanité : comment se faire Maître *et* Serviteur ? S'il est vrai que le Maître ne saurait être que Serviteur ?

7. Apprendre à mourir, c'est apprendre à vivre oui à la mort, oui à la vie (II)

1. Le contrôle de la vie et de la mort

Ce terme de *contrôle*, qui revient avec insistance dans « contrôle des naissances » *(birth control)*, « contrôle de la mort » (*death control*), est le signe de cette volonté de l'homme de se prendre en mains. Elle se met aux commandes de la naissance : contraception, avortement. Elle entend prendre les commandes de sa mort : escalade thérapeutique, réanimation, « ressucitation » ; et, — apparemment à l'opposé de l'activisme thérapeutique —, choix du moment et des modalités de la mort en toute indépendance : euthanasie, suicide, évoqués précédemment.

Il y a plus de parenté qu'on ne pense, en effet, entre ceux qui entendent quitter la vie au moment et par la méthode choisis, ceux qui revendiquent l'arrêt ou la prolongation des thérapeutiques majeures, ceux qui se font réfrigérer en vue de leur retour à la vie (science-fiction), les femmes enfin qui réclament bien haut « la liberté de leur corps, l'avortement libre et gratuit ». Les uns et les autres expriment l'ambition exorbitante de *gérer* leur vie et leur mort comme on gère une affaire, à leur profit et convenance. Ils se veulent propriétaires de la vie et de la mort.

Contraire de la foi ?

La gestion de la vie et de la mort, que d'aucuns dénonceront comme orgueil prométhéen ou diabolique, que d'autres accepteront dans le respect d'une humanité appelée à dominer sur la terre (Genèse I, 26-28), appelée à la liberté et à la responsabilité de son âge adulte, se place délibérément aux antipodes de l'acceptation humble et obéissante du croyant, admirablement illustrée par la Vierge Marie : « Qu'il me soit fait selon ta volonté ». On voit mal une femme adulte et responsable prononcer aujourd'hui ces paroles de soumission inconditionnelle à la volonté de Dieu sous les espèces de l'enfant germé en elle. Elle sait comment ça se fabrique, elle entend décider et programmer la chose à la date marquée ; au besoin annuler le programme quand une erreur s'est glissée dans les mécanismes prévisionnels socio-professionnels, ou la période des vacances.

Ou rapport adulte à Dieu ?

L'homme fait valoir ses droits — à la mesure de ses devoirs et de ses responsabilités —, sur sa destinée. Attitude qui n'est pas sans grandeur et ne saurait être rejetée sans prudence : à tout le moins refuse-t-elle l'infantilisme passif et pusillanime qui s'en remet pour tout à la Providence-Nourrice ; elle refuse d'abdiquer ses responsabilités matérielles et morales. Ceux qui disputent jusqu'au bout la vie à la mort (acharnement thérapeutique), la mort à la douleur (euthanasie), à l'aveugle destin biologique chaque pouce de terrain (contrôle des naissances), militent pour la dignité et la libération de l'humanité.

La trangression des tabous n'est-elle pas contemporaine de notre maturité, de notre accession à une religion qui a brisé les faux dieux, le faux sacré, fait justice d'une fausse conception rédemptrice de la douleur, et porté son effort sur l'accomplissement de l'homme créé à l'image de Dieu ?

Trangression et prise en main seraient saines et salutaires, en effet, si l'une et l'autre ne se trouvaient compromises dans des opérations singulièrement égocentriques et infantiles, et si elles ne cachaient, sous le masque édifiant du « principe de réalité », des avatars du « principe du plaisir » [1]. Qui dira la panique et les mythologies inconscientes, derrière les poings levés avec morgue et les slogans péremptoires !

Grandeur et pauvreté

J'ai aussi rappelé précédemment la mythologie de l'attitude scientifique. Ailleurs, la mentalité magique surgit soudain, on ne sait trop comment, chez le rationaliste le plus intransigeant : pratiques superstitieuses ou occultes, recours inattendu aux guérisseurs et charlatans.

Or ces incohérences et auto-mystifications mêmes sont poignantes, elles témoignent de notre pauvreté. Elle éclate enfin : elle était là déjà sous les traits de la prétention et de l'abstraction techniques. Le démiurge ordinatorisé entend garder la main haute sur la création de la vie et sa dégradation : il s'agit encore et toujours d'une pauvre posture existentielle ! « Ni Dieu ni Maître » : entendez que, par cette manière de disposer de ma condition, j'avoue que je ne l'assume pas, et qu'au fond je suis mal dans ma peau ! L'attitude juste eût épousé plutôt mes limites de créature faillible et fragile, mortelle pour finir : ainsi l'homme qui sait vieillir reste-t-il contemporain de son âge avec la grâce des sages, sans contrefaire un jeune premier sur le retour, le vieux beau !

L'esclave, le maître et le serviteur

On a parlé des « maladies infantiles » de la décolonisation et de l'indépendance : ainsi la grandeur du prométhéisme contemporain — acharnement, avortement,

---

1. Expressions inaugurées par Freud et parlant d'elles-mêmes. Le *principe du plaisir* n'écoute que nos désirs et les caprices infantiles du « petit-moi-moi-moi », au risque de se briser sur la réalité. Le *principe de réalité* caractérise l'homme adulte : d'une part, il sait adapter le caprice du désir aux nécessités de la réalité ; d'autre part, il sait composer égoïsme et altruisme, évoluer vers l'objectivité et « l'objectalité », c'est-à-dire vers le monde et vers autrui.

thanatopraxie... — doit être comprise et saluée comme un effort admirable et maladroit de l'homme dans son devenir homme, une étape adolescente sur le chemin de sa libération et de son accomplissement : *au-dessus de l'esclave, le Maître ; au-dessus du Maître, le Serviteur*. A la dialectique bien connue du Maître et de l'esclave chez Hegel, où le Maître est celui qui s'empare du pouvoir sur les esclaves parce qu'il a su devenir maître de sa propre mort — et le Maître ne saurait se confondre avec l'esclave : *chacun à sa place* —, il faut substituer une autre dialectique, celle du Maître qui, loin d'asservir l'esclave, se fait lui-même non pas esclave mais serviteur.

2. La voie spirituelle

Comment concilier les deux dialectiques du *Maître et de l'esclave* (dialectique de puissance), et du *Maître-Serviteur ?* Comment ne pas renier notre vocation d'hommes appelés à devenir maîtres et possesseurs de la nature et de leur destin, sans renier l'obéissance de Marie : « Je suis la servante du Seigneur », — jusqu'à l'obéissance et l'offrande de la souffrance elle-même sur la Croix, qui n'a rien d'un dolorisme, par notre Seigneur-Serviteur Jésus Christ ?

Rien de plus irréconciliable que la *critique* et la *mystique*[2]. Affronté au mystère de la vie et de la mort, il me faut bien reconnaître pourtant que rien ne m'appartient. La vie m'est donnée, elle m'est ôtée. Je rends grâce pour l'un et l'autre, je dis *oui* pour l'un et l'autre. Nonobstant la réanimation, les antibiotiques et la pilule, Job est de tous les temps : un jour ou l'autre, il nous faut apprendre comme lui à ne pas faire le malin et, après avoir cherché la raison de tout avec entêtement, manié la contestation avec bravoure, à nous taire. L'écoute en silence est un *oui* à la vie et à la mort.

---

2. Cf. Jacques SARANO, *Critique et mystique*, à paraître.

Lutte ou soumission ?

Cette soumission serait-elle par hasard une honteuse et coupable capitulation ? En mai dernier, au cours d'un séminaire sur la chirurgie des cancers du pancréas grevée d'une énorme mortalité, j'écoutais s'opposer mes confrères D., apôtre inconditionnel des pancréatectomies larges coûte que coûte (mais non sans discernement), et K. : « — Au prix de souffrances et de peines, suggérait celui-ci, la vie des opérés est dans l'ensemble plus brève que celle des cancéreux laissés à leur évolution spontanée : il faut savoir, non seulement opérer correctement, mais aussi *accompagner* ses malades sans les opérer ». Parole étonnante chez un spécialiste délégué aux techniques de pointe. D. répliqua vertement : « — Si j'avais un cancer du pancréas, ce n'est pas un médecin tel que vous que j'irais voir, je consulterais plutôt un confrère qui me donnerait ma chance, fût-ce une chance sur mille » !

Chacun selon sa conscience

Je refuse de rejeter la hardiesse combative de l'un (il n'est pas nécessaire d'espérer pour entreprendre, ni de réussir pour persévérer), le sens humain, la modération, l'humilité de l'autre. Tous deux pourraient s'agenouiller côte à côte ; peut-être les deux attitudes sont-elles, chacune dans son style, des formes d'obéissance et de prière. Il faut accepter que D. et K. décident chacun selon son jugement, son tempérament, sa conscience ; non par légèreté comme certains spécialistes pris du vertige de leur compétence et refusant le problème ; non pas, à l'opposé, avec des scrupules interminables (une tempête sous un crâne pour chacun, quel calvaire, quelle impuissance qu'on ne nous pardonnerait pas !) : mais, si crucifiant que soit le dilemme, en homme d'action, dans un sens ou dans l'autre, dans l'incertitude sans doute mais implorant une lumière, et sans laisser paraître l'angoisse de la nuit intérieure ; dans la soumission à la raison et à la prière tout à la fois.

Ne me laisse pas scandaliser mon prochain, ni me faire honte, ni Te faire honte ; que j'acquière et améliore les atouts de ma compétence et la finesse de ma conscience, afin de jouer pour le mieux à ce jeu terrible de la survie et de la mort qui se trouve avoir été, sinon la vocation de ma vie, sa tâche quotidienne.

L'attitude spirituelle consiste à bien *conduire* sa vie et celle d'autrui, jusqu'à la mort, tout en gardant la conviction profonde d'*être conduit*.

Conduire, être conduit

Les valeurs adultes sont des valeurs de volonté et de responsabilité : conduire sa vie, acquérir les compétences nécessaires, se donner les moyens de sa politique, prévoir, s'assurer (comme l'alpiniste, ou comme on s'assure sur la vie...), ne rien laisser au hasard, ni « à la grâce de Dieu ». La maternité volontaire, comme la gestion de la mort, appartient à ces valeurs la vie m'appartient, il m'appartient de la diriger au mieux ; et j'ai la vie et la mort, le bonheur que je mérite.

On dira : « Un temps pour conduire, un temps pour être conduit » (tout faire pour guérir ou combattre la mort et, disais-je plus haut, le moment venu, s'abandonner à Dieu... quand on ne peut plus faire autrement) ; on dira aussi : « Il y a des caractères (des hommes de caractère) pour conduire, et d'autres pour être conduits ».

La vraie réponse est plus fondamentale : *conduit, être conduit*, ne sont pas du même ordre et n'empiètent pas l'un sur l'autre. En sorte que le sentiment profond d'être conduit par Dieu n'interdit pas, bien au contraire, de conduire les affaires en personne avisée et responsable. Ainsi de celui ou celle qu'on nomme *missionnaire ; en mission :* il ou elle appartient totalement à la volonté qui l'inspire, lui ayant une fois pour toutes tout abandonné, s'étant remis(e) entre ses mains. Mais, pour le détail de l'entreprise, rien n'est laissé au hasard, car il (ou elle) est comptable des affaires de *celui* qui l'appelle et l'envoie.

3. Trois regards du médecin sur la mort

Telle serait la ligne de crête spirituelle qui chercherait, mieux qu'un partage, une synthèse entre gérer la vie en homme responsable et s'agenouiller devant la vie création de Dieu.

La lucidité

J'ai analysé autrefois les « trois regards du médecin sur la mort » [3], et appelé « post-critique » [4] cette sorte d'ascèse ou d'apprentissage, simple et difficile, qui sans régresser au stade pré-critique de la subjectivité magique, ni faire fi de l'apport critique et technique, tâtonne avec des doigts d'aveugle, vers une communion spirituelle avec le mystère incarné par mon prochain qui va mourir.

Ascèse difficile, en effet, que cette replongée dans l'existence dépouillée des oripeaux de la vanité et de la santé ; plongée ultime, et pourtant originelle. L'origine est identique à la fin. Atteignons-nous jamais cette intuition de l'existence nue ? Seul coïnciderait avec le mystère de la vie qui s'éteint celui qui l'expérimenterait en toute lucidité et en toute agonie (le Christ), seul il témoignerait d'un regard vrai, d'une liberté vraie.

Dépasser la séparation

La lucidité ne suffit pas : elle reste exacte, critique, dualiste [5]. Cet être à l'agonie, que je touche et qui me

---

3. « La mort », in *Lumière et Vie* : n° 68 de mai-juin 1964.

4. Avec Paul Ricœur, on peut appeler *pré-critique* l'attitude qui n'a pas encore affronté le dur écolage de l'objectivité, et *post-critique* une foi qui a su faire les frais de la critique objective, et qui sort de ce décapage, non pas en ruines, mais fortifiée.

5. L'attitude critique est *dualiste*, séparatiste : elle me met en face de l'existence, mais ne la rejoint pas. Je reste séparé de moi-même, dans la contradiction, le doute, âme séparée de mon corps, homme de peu de foi dans la foi, méfiant et confiant, raisonneur et mystique à la fois (Cf. J. Sarano, *L'homme double*, Ed. de l'Epi, Paris, 1979).

touche de sa main, qui me sonde de son regard, s'il pouvait prononcer quelques mots, me faire signe, ne témoignerait que pauvrement de mon *exil* et du sien, de notre *séparation* : il est séparé de moi, comme je suis séparé de lui, et de moi-même, malgré notre effort pour dépasser cette séparation [6].

Dans nos efforts pour communiquer avec les vivants et les mourants, comme avec nous-mêmes, et avec Dieu —, nous avons ainsi à gravir inlassablement les trois marches de la *subjectivité*, affective, inauthentique, pleurnicharde ou crispée ; de l'*objectivité* ; de l'*esprit* enfin, dont la vérité se vérifie à ses fruits : la réponse de l'autre à notre écoute, l'efficacité de l'appel et de la réponse. Ici, avec ce mourant qui s'éloigne du rivage, — à qui profite ma mise, mon effort de dialogue et la quête d'une réponse ?

La fin du dialogue

Là où la mort s'avance, il n'y a plus de dialogue. La mort ne répond pas : exemple extrême et parfait de l'*échec* (le dément nous oppose un mur moins impénétrable : au prix d'un immense effort, d'une conversion inouïe, le médecin tente de se dédifférencier pour le rejoindre). On ne rejoint pas un mourant aux portes de la mort.

La mort est l'absence même de réponse. Landsberg (*Essai sur l'expérience de la mort*, Seuil) a remarqué « l'infidélité tragique » de cette absence de réponse. Cet être est encore présent de tout le poids de son corps

6. Une intuition existentielle de la mort ne parlerait pas, elle ferait éclater le verbe poétique lui-même (qui déjà fait éclater le langage). Comme l'intuition immédiate de la durée chez Bergson, ma rencontre avec la mort du prochain (ma mort) ne saurait être au mieux qu'une visée, un effort déjà brisé, aliéné, exilé par la médiation de quelques signes… Je suggérais dans *Lumière et Vie* (o.c.) que le travail des anti-psychiatres en vue de communiquer avec « l'aliéné » ressemble au nôtre : la vraie *participation* (non pas affective mais spirituelle et charnelle) brise la nosologie, les étiquettes psychiatriques, brise le langage, elle m'engage dangeureusement dans un « dialogue » avec un autre (le mourant, plus que l'aliéné, est l'*autre*), elle exige un immense effort, l'acceptation d'un immense échec. Il faut payer de ma personne, me *dédifférencier* (tel Rosen dans *L'analyse directe*, P.U.F.), me faire « païen avec les païens », nourrisson avec le nourrisson (stade *oral* des analystes), désapprendre le langage, répudier tout ce que je sais, tout ce que je suis, me dessaisir de moi, me faire pauvre.

abandonné, déjà cadavre. Présence déconcertante, car il est absent. Je puis parler de lui comme s'il n'entendait rien, mais je tremble pourtant qu'il ne m'ait entendu ; et je puis *te* parler, en sachant pourtant que tu ne m'entends déjà plus. Je ne suis pas seul, et je suis seul, en ta compagnie. Si un mort n'était qu'une chose, je serais seul dans cette pièce : je suis avec quelqu'un, et je parle à voix basse.

La résurgence du verbe

Mais à quoi me sert cet effort de communion spirituelle, *par-delà* les effusions de ma subjectivité, *par-delà* l'objectivité critique, si la mort se confirme comme exception irréfutable à ma règle de conduite d'homme et de médecin ? Communion bafouée qui me détruit dans la mesure où « je est un autre » (Rimbaud), où mon existence même tient à toi par un cordon ombilical invisible. *A cette résignation de ta mort comme rupture radicale de toute relation, seule*, me semble-t-il, *la résurrection du Christ apporte un démenti* : elle renoue le dialogue interrompu, elle nous libère des apparences, elle rassemble d'une manière inattendue, inouïe, absolument unique, les vivants et les morts. Le dialogue est sauvé dans une expérience de liberté qui est celle des enfants de Dieu, à laquelle je suis appelé.

Etrange affirmation dans l'affliction : elle surgit de ma pauvreté même, de l'impréparation et de l'imprévoyance mêmes, de mon inadaptation totale à cette situation, — déroute de vaincu mais repêchée miraculeusement, et voici qu'elle est adaptée à la situation parce qu'elle s'est livrée entre Tes mains. Une capitulation en règle, mais en Toi. Une faiblesse, qui est la force de l'abandon qu'on appelle la grâce. Ce sont ceux qui ne s'abandonnent pas qui s'abandonnent, disait Péguy, et *ceux qui s'abandonnent qui ne s'abandonnent pas*. Même quand je prends l'initiative, l'initiative ne vient pas de moi, elle vient de Toi.

La force de l'abandon

Etrange talisman, oui, étrange « recette », qui est l'absence même de talisman, de recette : *l'abandon*. Alors, par ce *fiat voluntas tua*, ce *oui* à la vie et ce *oui* à la mort, cette obéissance quoi qu'il arrive et ce merci (*eucharistie*) total, l'impossible devient possible, les contradictions mortelles se dénouent. Je n'accepte pas ma mort, ni la tienne, et je parviens à les accepter. Je n'accepte pas l'avortement ni l'euthanasie : je ne me pencherai pas moins au secours de cette femme, de cette famille, sans les juger, car la mort n'est qu'une partie de la vie que Tu nous as donnée, la vie et la mort concourant au même *sacrifice*. Et je transgresserai, au besoin, le *sabbat*, si pour obéir à l'esprit (mais quand obéissons-nous à l'esprit ?) il faut consentir à transgresser la lettre. Aime, et fais ce que tu veux, ou plutôt ce que tu crois devoir faire.

Ma mort à travers la mort de l'autre

Nous as-Tu laissé le choix ? Finis, dans cette zone désertique de la liberté, les secours de la religion et de la technique, finis les tuteurs du conformisme, des mythologies civiles et religieuses ; finie, la science-fiction ! Fini de réciter une prière ou de servir un texte biblique providentiel au mourant, aussi dérisoire que la piqûre-bidon ! C'est l'improvisation nue, au coup par coup (et cependant nourrie, pour certains qui en ont le privilège, de toute la Tradition). C'est alors qu'on vit son propre dénuement, sa propre nudité, sa propre mort, au chevet de la nudité et de la mort du client, du patient, du prochain. Mourir avec lui, apprendre par lui à mourir, apprendre cette seule syllabe qu'il est devenu si difficile de prononcer : *oui*. La joie est à ce prix.

8. Art de mourir, art de vivre

1. Apprendre à mourir, c'est donc apprendre à vivre

Oui à la vie

Vous demandiez *un art de mourir,* qui se traduisait par un art de *présence au mourant :* je crois pouvoir l'affirmer sans tricher, c'est un art de vivre qu'il nous faut, ce jour-là comme tous les jours de notre vie, dans nos tâches les plus insignifiantes (en est-il d'insignifiantes ?) : « Soit que vous mangiez ou que vous buviez : » (I Corinthiens 10,31). Nom pas que la solution soit de « se faire mort en vivant » (Jankélévitch, o.c. p. 239) ! « Je ne suis pas un Dieu de morts, mais le Dieu des vivants » (Marc 12,27). Au contraire donc, *oui* à la Vie sous toutes ses formes [1], *oui* au bonheur quand il vient et, si l'impossible, est déjà possible, *oui* quand vient le bonheur et quand vient la mort !

Comme chacun sait, la meilleure manière de se défendre est d'attaquer ! Je veux dire que pour sauver sa vie et gagner sa mort, il faut les « perdre » (« Qui aura trouvé sa vie la perdra et qui aura perdu sa vie à cause de moi la trouvera » Matthieu 10,39), *il faut les donner* ! C'est ainsi

1. Ce n'est évidemment pas dire *oui* aux génocides et aux tortures, ni à l'injustice ; ni tout accepter. Dire *oui* à la Vie, c'est dire *non* à toutes les formes du *mal* : « Délivrez-nous du *mal* (du Malin) » ! Pour éviter de tomber dans un vitalisme sauvage, nous demandera-t-on une définition en règle de la « vie » (et de l'amour) ? Tout ce qui germe, monte et surabonde, à l'encontre des « forces de diminution » (dirait Teilhard). A-t-on exigé des définitions à Celui qui a dit : « Je suis le chemin et la vie » et « aimez-vous les uns les autres », sous prétexte que *vie* et *amour* prêtent le flanc à toutes les équivoques ?

que, pour ainsi dire, *on enjambe la mort* ! Bien sûr, il faut accorder le plus grand soin à la fierté, au défi : je ne voudrais à aucun prix qu'il soit dit que j'ai flanché. Ne pas broncher ! L'idée que l'on veut laisser de soi peut sauver au moment crucial (quand on peut : car le cœur et le corps nous lâchent, les traîtres !) ; et l'on voudrait à bon droit imiter les sages qui, à l'exemple de Socrate ou des stoïciens, s'offrent à la mort la tête haute. Mais c'est autrement que le Serviteur l'a offerte...

Je voudrais rappeler deux exemples étonnants d'enjambement de la mort, qui ne sont pas donnés à tout le monde, sans doute, qui ne le sont pas, en particulier, aux malades dans l'affaiblissement des ressources physiques et mentales. Mais on ne sait jamais, cela peut servir :

a) L'homme d'action, le combattant, le militant, montent à l'assaut de la mort, comme à l'amour, sans barguigner, et comme pourvus d'une grâce spéciale, la grâce de la prodigalité. Ils n'ont pas à affronter la mort : ils l'ont métamorphosée en conquête. Fuite en avant ? Peut-être, mais cette ruse de la vie a converti en générosité notre avarice de vivants.

b) De même, celui qui donne sa vie pour ceux qu'il aime, il n'a pas eu besoin de calculer, il enjambe aussi la mort. Le geste non prémédité de s'interposer entre l'arme et celui qu'elle vise ; de se jeter à l'eau pour sauver un noyé..., on n'a pas le temps de réfléchir, *c'est fait !* (ou ce n'est pas fait, il est trop tard, on ne revient plus en arrière, et l'on porte sa vie durant ce geste qui n'a pas été possible [2]), ce geste est le plus étrange qu'il soit donné d'observer chez l'animal et l'homme, dont on dit que l'instinct majeur est celui de conservation. Sacrifier sa vie sans réfléchir : geste contre-nature, flagrant délit d'*une autre nature*... Ce geste contraire à la survie pour sauver une autre vie ne vaut-il pas son pesant de preuve concrète, qui n'a nul besoin d'arguments théoriques, à l'appui de l'expérience fulgurante de Rimbaud : « *Je est un autre* » ? Une telle expérience n'est pas le monopole des héros : le plus médiocre d'entre nous, s'il est capable d'aimer, secrète dans sa chair cet « égoïsme » étrange placé, *investi en vous*,

2. On se rappelle A. CAMUS, *La chute*. Confession admirable.

nommé altruisme : il convertit un jour, il ne sait comment, héros malgré lui, cette vie qui est sienne et non sienne, dont nous avons répété qu'elle n'a pas de prix (on ne vit qu'une fois !), en un sacrifice insensé, « qui n'est pas de lui », qui n'en est pas moins de lui, le meilleur de lui-même !

Bénéficiaire parce que Serviteur

J'aurai accompli mon temps, et résolu l'équation de ma mort en termes de vie et d'amour de la vie par cet enjambement, ce décentrement, ce dessaisissement : mon centre de gravité en porte-à-faux sur le monde, déséquilibre vaincu par le mouvement raisonnable et fou de générosité [3]. Cela s'appelle aimer et servir, sans renoncer, bien au contraire, à mon amour de la vie. L'amour nous rend d'un seul élan serviteur et bénéficiaire : je suis forcément le serviteur heureux de celui ou celle que j'aime. Mot de passe assuré : non plus propriétaire avare de ma petite vie, mais serviteur. Non plus moi seulement, mais moi par Toi. Encore faut-il que Toi existe : il y a des solitudes objectives, massives, opaques.

2. Avec ceux qui ne peuvent pas bien mourir

Ceux à qui n'est pas donné ce privilège inappréciable de mourir ainsi, à la tâche, héros ou martyr, mourir dans l'amour..., ont droit à notre respect et à notre secours. Le vieillard qui enfreint la « limite d'âge » [4], atteint par l'horrible décrépitude, au rebut avec les inadaptés et les marginaux, mis en demeure de ne plus servir à rien ni à personne, est contraint, en somme, de mal mourir !

---

3. L'équilibriste court à cent pieds au-dessus du vide ; le cycliste se joue du déséquilibre... Cf. J. SARANO, *L'équilibre humain*, Centurion.

4. On dit 3e et 4e âge, « handicapés » pour *infirmes*, « non voyants » pour *aveugles*, « Tiers » et « Quart Monde », sans oser appeler un chat un chat et chaque misère par son nom !

Comment ne pas être consterné par « la façon de mourir à l'Hospice », ce parcage, cette oisiveté, cet ennui meublé de gadgets charitables pour *tuer le temps* ; par cette antichambre et couloir de la mort dans les « mouroirs » ! Aux vieillards, comme à présent aux retraités de plus en plus jeunes, il ne faut pas enlever des *raisons de vivre*, c'est-à-dire de servir à quelque chose et à quelqu'un[5].

Apprendre à vivre les derniers jours

Le *oui* à la vie, le *oui* à la mort ne tiennent qu'à nos *raisons de vivre* :

a) Quelqu'un à aimer et, en retour, qui nous aime, qui nous apprécie, nous considère, nous prenne en considération : « *J'existe pour quelqu'un !* » Donnez-moi un ami !

b) Une tâche à poursuivre, mais il est plus difficile d'entreprendre du nouveau : problème « socio-culturel », dit-on aujourd'hui. C'est alors que chacun retrouve la somme des savoir-faire acquis dès l'enfance et délaissés tout au long de la « période active ». Paul Tournier mène campagne dans les usines, les entreprises : la retraite, la vieillesse sont un métier, elles doivent être apprises et préparées comme un nouveau métier[6].

c) Rien enfin ne peut rivaliser avec l'émerveillement présent : un rayon de soleil, une goutte de pluie, une fleur, l'inestimable brûlure de l'instant, le ciel du matin et du soir. Non pas : « tuer le temps » ; mais *prendre le temps* de vivre le peu qui reste à vivre !

Mais pour cet art de vivre, il faut un minimum de santé ! Aux malades condamnés, qui souffrent le jour et la nuit, abrutis par les calmants, et dont « l'espérance de vie » n'est qu'une longue, interminable mort, que reste-t-il, sinon le

---

5. On connaît les maladies de la retraite. Des statistiques ont montré une morbidité et une mortalité significatives, c'est parfois assassiner quelqu'un que lui signifier son congé : la société s'en charge !

6. Je recommande le beau livre de Paul Tournier, *Apprendre à vieillir* (Delachaux), que l'auteur prolonge par son action missionnaire. Apprendre à vieillir, c'est réapprendre à servir.

courage qui est, comme la *patience*, plus qu'un atout psychologique : une ressource spirituelle, — comme la *foi* et *l'espérance*, lesquels peuvent être décidément autre chose que des opiums !

La charité

A cette *foi*, à cette *espérance* nous apporterons l'appoint pratique de notre « *charité* ». Approchant son visage du mourant, le médecin, l'ami, donnait traditionnellement le peu qu'il pouvait : une consolation, quelques paroles de rêve : « Tu verras, nous ferons ce beau voyage que tu avais toujours projeté, cette maisonnette fleurie, — et tes œuvres seront célèbres… ».

Aujourd'hui, les progrès de l'analgésie et la préparation psychologique de l'entourage procurent aux condamnés une aide qui se veut plus substantielle. Des services hospitaliers, surtout dans les pays anglo-saxons, associent la morphine par voie buccale, toutes les quatre à six heures, à une véritable mobilisation du personnel infirmier et de la famille appelés à participer tous ensemble, avec le patient, aux meilleures conditions possibles de promotion des derniers jours, des dernières semaines, des derniers mois.

Il ne s'agit plus de « brader » ce qui reste, tant bien que mal, de vie déplorable ici-bas, mais au contraire de convertir en valeur, en profit positifs le délai, bref ou long, imparti à chacun. Nous avons eu récemment le témoignage du travail qui se fait au St Christopher's Hospital de Londres[7]. Des incurables dynamiques, que la morphine correctement prise n'abrutit pas, capables de converser avec une famille décrispée, paisible, capables d'écrire, de dessiner et peindre, et dont la main ne tremble pas, délivrés de la mise en scène dramatique des perfusions continues, et ne mourant ni de soif, ni d'angoisse.

Il y a encore beaucoup à innover en ce domaine qui touche à l'ordre des fins autant qu'à l'ordre des moyens, et qui appartient au *courage* autant qu'à l'ingéniosité.

---

7. Cf. Dame Cicely Saunders, D.B.E.F.R.C.P., Directrice médicale de St Christopher's Hospice, London.

3. Le courage

La vérité est que le courage psychologique relève des moyens, et que le courage spirituel ne dépend qu'indirectement des moyens mis en œuvre : le définirai-je comme un discernement du *sens* et de l'*essentiel*, comme un jugement, une affirmation ingénue et géniale, un style invisible (même dans la déroute psycho-organique la plus hideuse), comme une manière intuitive de prendre position et de prendre possession de la vie, de se poser dans l'existence précaire et dans l'Etre ? Courage spirituel caché à nos regards empiriques, et accessible seulement à Celui qui sonde nos reins et nos cœurs.

Les faux courages

Il y a des gens, bien entendu, qui ont la chance, enviable aussi, du courage psycho-physiologique. On observe même des légèretés d'une « inauthenticité » flagrante : il ne faut pas mépriser ces grâces de l'insouciance qui caricaturent ou préfigurent l'esprit d'enfance, sous prétexte qu'elles s'absentent de l'essentiel : cette jeune belle âme, si le diable la scrutait, se révèlerait simple jeu d'interrupteur, rupture de courant. Un alcool suffit. Ce courage est de même farine que la peur, son contraire. Le regard critique démystifie sans charité les deux contraires du même genre, peur et fanfaronnade, la frivolité d'un certain mépris de la mort.

Disjoncté de lui-même, le médecin technicien peut accéder aussi à un stoïcisme apocryphe capable, devant sa mort et celle des proches, d'une impassibilité aseptique, dépouillée d'émotion et du sens élémentaire de l'intériorité, du mystère. Une approche de la mort sans le « cœur » (Pascal) ne possède du courage que l'enveloppe.

Le courage selon l'esprit

Le vrai courage est spirituel, il épouse l'angoisse : « Eli, Eli… ». Au stade spirituel, le courage n'a pas fait disparaître la peur dans sa manche comme font les habiles.

Comment, par quel retournement, quelle reprise sur soi, quelle mystique de la confiance, un pauvre type qui n'a rien d'un héros a-t-il pu assumer et offrir sa peur et la lâcheté mêmes, s'abandonner, les donner à porter à Celui qui les a portées pour nous ? Il ne s'agit ni de psychologie ni de morale : le courage n'a pas ici la belle apparence du courage et l'on peut difficilement juger l'arbre à ses fruits visibles. Je pense à l'Abbé Chevance, au Dialogue des Carmélites, à certains aveux de Bernanos, l'horreur de la mort transfigurée en *allégresse* (personne ne nous croira). « O mort si fraîche, ô seul matin » (Bernanos). Matin de Pâques !

L'espérance consiste en ceci qu'on n'est pas plus fort que le voisin ; plus faible peut-être, et plus couard : seulement aidé, repris par le Christ, qui n'a pas fait bon marché de l'angoisse de mourir. Ni l'extinction des feux ataraxiques ; ni le sifflement du défi : ma peur *reprise*, ravitaillée par une autre angoisse qui nous a précédés et nous accompagne ; et, à son exemple, prodiguée en nourriture : une communion spirituelle avec la mort retrouve, au-delà de la démystification critique, une *Mystique* [8].

4. Réalités, sans gloire visible

Il me semble que nous pouvons admettre ce fait : il y a autre chose face au mourir que l'étourderie, le divertissement, l'effroi, l'angoisse, ou le défi ; autre chose que l'appel étrange ou pulsion de mort : il y a des éventualités, des *possibilités* (je ne dis pas des *pouvoirs*) déjà explorées, expérimentées, de bien mourir et de bien aider à mourir.

8. Soit, rien de plus ambigu que cette *mystique*, et chacun hésitera toujours sur le niveau de son courage et de celui d'autrui. Le suicide japonais : courage ? légèreté ? assomption en profondeur ? On voit chez d'autres peuples, comme chez nous, un assemblage hétéroclite d'une grande sensiblerie et d'une grande étourderie devant la mort ; et plus d'affinité qu'on ne pense entre *sensiblerie* et *cruauté*. Abîme des mélanges entre le biopsychologique et le spirituel. Un sermon sur la mort fait pâmer ces dames sensibles. N'importe : il faut apprendre à lire le spirituel dans la langue charnelle, sans confondre la profondeur des viscères et la profondeur de l'esprit.

Mais, comme je le confessais au commencement de ces réflexions, chacun ne peut faire que ce qu'il peut, ses sources peuvent tarir, et il ne peut que s'en remettre à Celui qui ne tarit, ni ne trahit pas. « Il ne tenait qu'à lui, dites-vous, de se forger à temps ses ressources ? » Qui sait s'il était pourvu des ressources initiales dont dépendaient le vouloir et l'exercice ultérieurs ? Discussion oiseuse sur notre liberté et nos servitudes, qui ne peuvent qu'exalter outrageusement les forts et accabler les faibles.

L'essentiel est d'agir à la fois comme si chacun pouvait et ne pouvait pas se passer des autres, et comme si chaque pouce de notre existence n'était pas inutile. Chacun de nos *oui* à la vie, quoique étant psychologiquement un *non* à la mort, doit infailliblement, *il le faut*, être spirituellement un *oui* final à la mort.

Qu'il en soit ainsi, qu'il me soit fait selon Ta Volonté ! Donne-nous la force de bien mourir, et de bien aider à mourir !

Ce qui m'est demandé...

C. n'est pas au diapason, « elle a bien assez de mourir ». Tout ce qui m'est demandé, à moi, c'est de ne pas perdre contenance ni me dérober. Certes, ma façon de rester présent et secourable n'est que ce que je suis, le peu que je suis, et je n'ai pas à forcer mon talent. Il y a des hommes et des femmes doués pour assister les mourants. Ils ne se laissent pas impressionner, ils ont le tour de main pour mener à bien tambour battant cet étrange accouchement, comme les matrones au chevet des femmes dans les douleurs. J'admire ces merveilleuses matrones de la mort, et souhaite un ami, un fils ou une fille, une infirmière, un médecin de cette trempe, qui ne doute de rien, à mon chevet.

Pour ma part, je sais que je n'ai qu'à me montrer tel que je suis, — et que pourtant il faut plus ! « Nous n'avons pas résolu nos problèmes, disait un psychothérapeute humoriste, mais nous sommes prêts à résoudre les vôtres ». Boutade qui n'est pas sans vérité. S'il fallait attendre que je me réconcilie avec la mort, les mourants pourraient m'attendre longtemps ! On ne donne que ce qu'on a, et l'on donne plus que ce qu'on a, et, après, on est plus riche de ce qu'on a donné.

Ministre de la mort car ministre de la vie

A parler franc, je ne sais pas plus aujourd'hui qu'hier comment un médecin peut assumer sans tricher la gageure de ne pas s'absenter des mourants. Aussi l'a-t-on rassuré : son affaire à lui, c'est de sauvegarder la vie, ce qui fait qu'après tout, plus justifié qu'un autre, il passe la porte d'un mot furtif dès que son rôle est terminé. Le certificat de décès consacre cette politesse. Quand le médecin tombe en panne, on lui réclame un certificat ! On l'attend pour dîner. Qu'aurait-il pu faire d'utile ? N'est-il pas le ministre de la vie ? A d'autres, « le ministère de la mort ».

Lamentable erreur ! Le médecin, le soignant, ne sont eux-mêmes que des ministres de mort, s'ils n'ont pas compris que, dès le premier souffle de la vie, *la mort est incorporée à la vie*, manifestation de la vie, *accouchement de la vie*. Qui donc suis-je, sinon l'instrument, l'accoucheur obscur de la vie et de la mort ? De moi sortent des comportements que je ne comprends pas. Comment la naissance et la mort utilisent-elles ainsi mes grosses mains malhabiles aux choses spirituelles ? Je ne suis pas à la mesure de ces choses terriblement simples.

Ces forces supplémentaires qui me font défaut, qui me les procurera, au moment voulu, pour aider cet étrange nouveau-né d'une espèce inconnue à prendre pied là où mes mains et mes yeux ne me sont d'aucun secours ? J'ai besoin de Toi, comme le mourant a besoin de Toi.

Inutile de nous cabrer : nous sommes, tout « indépendants » et « responsables » qu'on nous dise et nous veuille, dépendants d'une force que nous implorons de Toi, qu'il ne nous appartient pas de nous procurer seuls. Nous ne sommes propriétaires de rien.

Quant au protocole du « quoi dire » et « quoi faire » au moment opportun, je ne prétends pas qu'il ne vaille pas la peine d'y réfléchir, de nous y préparer, mais je ne me sens pas capable de l'enseigner.

Conclusion

Quel était le but de ces pages ? Réapprendre à mourir. La clé me paraît être l'amour pratique, efficace, qui sait convertir le négatif en positif. En dépit des frustrations subies par nos corps et nos désirs (les miens, ceux de mes proches), et comme visant hors de moi plus que moi, je peux quelquefois arriver à réaliser l'impossible.

Non pas un amour triste, compatissant et pleurnichard (*pleurer avec* est un moment sur lequel il ne faut pas s'attarder), mais un amour qui redresse l'échine, fier, combattant, courageux et qui communique le courage.

Il est difficile de ne pas osciller entre une tendresse blette, un amour pourri en douleur, et un amour vert, raide, acide, une conduite de deuil qui agace et meurtrit celui qu'on veut aider. Vous ne voulez pas d'un amour mou, ni dur, mais ferme comme un fruit mûr. Le climat ne s'y prête pas toujours. Il faudrait sélectionner les préposés aux mourants. Jettera-t-on aux détritus les fruits blets ou verts ? On n'abandonne pas un homme, qu'il soit le mourant ou qu'il s'efforce de l'aider. L'amour efficace n'est pas donné à tout le monde, mais on ne rejette aucune sorte d'aide, pourvu qu'elle apporte une petite contribution aux forces de l'espérance et de la joie.

Thérapeutique, psychologie, prière

N'oublions pas :

a) L'aide médicamenteuse. Les analgésiques, les anti-dépresseurs sont des mannes dans le désert, qu'il faut accommoder, sans nous en contenter.

b) L'aide psychologique et morale à échelle humaine : entourer, procurer des raisons d'espérer et d'agir. Une petite fête en pleine détresse peut être de mauvais goût, ou bienvenue. Un livre à lire, un tableau à peindre ou contempler, une musique, la télévision (quand on a la force d'écouter), une anecdote drôle et même une bonne plaisanterie, quand elles savent ne pas trop appuyer, ni manquer de tact. L'humour. Le rire. L'art de l'à-propos.

c) Le Seigneur ne nous tentera pas au-dessus de nos

forces. Alors, quoi qu'il nous en coûte, n'abandonnons pas les mourants, et pour ce faire abandonnons-nous à Toi. Le découragement a-t-il le dessus, recourons aux diversions matérielles, une piqûre, un bon café ou un bon vin, une attention, des fleurs. Refusez l'automatisme du geste attentionné ; inventez, en sachant que nous échouons misérablement, que nous serons aidés nous-mêmes, que la véritable force nous viendra d'ailleurs.

Nous battre, en souplesse, jusqu'au bout, avec le sourire fier de l'humour, qui est la pudeur de l'amour.

A quel moment chaque chose ? A quel moment me rendre disponible sans être importun ? Nous garder des excès de zèle ! Ne pas forcer le talent, le tien, le mien. Que sais-je de tes besoins et de tes ressources ? Il faut une grande délicatesse, et je peux me tromper. Le discernement des moments ne m'appartient pas non plus. Il me semble que la prière, c'est cela.

L'entourage

A quel moment partager avec l'entourage du malade, aider la famille et requérir son aide ? A quel moment deviner que le malade est prêt pour convertir un espoir de vivre en espérance d'une *vie* ? De quelle manière partager avec lui cette espérance ? Avec le croyant ? Avec l'incroyant dont je suis le frère par le manque de foi qui est en moi, une porte entre-fermée ou entrouverte, une méfiance-confiance, qui s'en remet à la parole donnée d'une Personne, le Christ ?

Je n'entends pas escamoter la part de révolte et de scandale, — ô Mort, *toutes les apparences sont contre toi* !, mais je veux *malgré tout* croire en la Parole de Vie, et peut-être me sera-t-il donné de la partager sans paroles avec ceux qui meurent, parce que j'aurai vécu d'elle.

L'aide du malade au malade

Je compte aussi sur vous, les grands malades, qui avez tant de choses à nous apprendre, tant de courage et de fierté à nous communiquer, à vous procurer aussi les uns aux autres. « Les malades sont les seuls qui peuvent aider d'autres malades sans que ces derniers ne leur répliquent qu'il est aisé de parler de la maladie ou de la mort quand on est soi-même bien portant », écrit J.-L. Dubois de Montreynaud dont je retiens le témoignage : « Auprès d'autres malades, la solidarité existe, on le remarque dans les hôpitaux. L'action de malades qui ont réfléchi, à plus forte raison ceux qui ont accepté le don eux-mêmes, peut-être considérable... L'amitié, et jusqu'à l'amour fraternel entre compagnons d'infortune, conduisent au-delà de ce qu'on peut imaginer lorsqu'on n'est pas soi-même participant de cette communion de l'impossible. Lorsque deux hommes cheminent ensemble dans l'amour, pour une acceptation de leur épreuve, s'ils font appel à Dieu, Dieu est avec eux »[9].

Puis-je ajouter en terminant que notre espérance (oserais-je dire *certitude*, — dépouillée de toute imagerie) en la *vie* à venir et la « résurrection des morts » est appelée à nous conduire, en dépit des apparences et des angoisses qu'elles suscitent, à l'apaisement et, pourquoi pas, à une joie communicative ?

---

9. J.-L. DUBOIS DE MONTREYNAUD, *Un médecin à l'écoute du malade*, Le Cerf, Paris, 1980.

Pour mieux tirer profit de ce livre

Bibliographie sommaire

(mais cet opuscule puise avant tout dans mon expérience personnelle).

Philippe ARIÈS, 2 ouvrages sur la mort, au Seuil, en particulier : *Essais sur l'histoire de la mort en Occident* (1975) (assez technique et historique, plein d'intérêt).

Dr BODARD, « Annales Médicales de Nancy », Tome 5, fév-mars 1966. Excellent rappel psychologique et historique sur *le médecin face à sa maladie et à sa mort.*

BERNANOS, *Dialogue des Carmélites :* l'angoisse et le courage, la sainteté devant la mort.

Dr J. DALSACE et Anne-Marie DOURLEN ROLLIER, *L'avortement*, Casterman (très accessible, antérieur aux lois françaises).

Vl. JANKÉLÉVITCH, *La mort*, Flammarion (langage philosophique, demande une certaine formation, mais ouvrage passionnant).

Dr J.-L. DUBOIS DE MONTREYNAUD, *Un médecin à l'écoute du malade*, Cerf, 1980 (témoignage direct et très instructif).

Dr Elisabeth KUBLER ROSS, *On death and dying* (Londres, 1970), ouvrage fondamental, dont la revue Gérontologie (nos 9, 10, 11) rend compte en français. L'expérience de Mme Ross auprès des mourants constitue pour nous une leçon irremplaçable.

Fabre LUCE, *La mort a changé*, Gallimard (assez polémique).

Edgar MORIN, *L'homme et la mort*, au Seuil (ouvrage *philosophique*.

LANDSBERG, *Essai sur l'expérience de la mort*, Seuil (philosophique).

Revue LAENNEC (pour les médecins), n° 4, 1974.

Lumière et vie, « La mort », n° 68, mai-juin 1964 (médical, réflexion et théologie).

Médecine de l'homme (pour les médecins), n° 11, janv. 1969, *Le médecin devant la mort* ; et n° 30, 1970, *Le médecin face à la mort de l'enfant.*

Présences, Revue de « Malades et Monde », n° 76, 1961 ; 120, 1974 et 123. Plusieurs de mes réflexions y sont puisées.

(Autrefois rue Danton à Draveil) *Revue très proche des malades et des soignants.*

Léon SCHWARTZENBERG et P. VIANSON-PONTÉ, *Changer la mort* (Albin Michel). A lire.

Paul SPORKEN, *Le droit de mourir* (DDB, 1974). Excellent ouvrage sur les droits des mourants, l'euthanasie passive et active.

Jean ZIEGLER, *Les vivants et la mort* (Seuil). Lecture moyennement difficile de sociologie comparée : contraste entre la culture noire brésilienne qui intègre la mort et la nôtre qui la nie.

Médecine de l'homme, 87, 1976. M. Abiven : « Laisser le malade venir à sa vérité ». E. Raimbault : « Mourir à l'hôpital. »

Références bibliques

1. Gen 1, 28 : « Emplissez la terre et soumettez-là » L'homme semble ainsi appelé à prendre toutes ses responsabilités techniques, loin de s'abandonner seulement à la providence...

2. Mat. 22, 21 : « Rendez à César... » : Doit-on comprendre qu'il y a un temps pour la technique, et un temps pour la prière, au lit du mourant ? Ou ne s'agit-il pas plutôt de l'esprit de prière informant jusqu'à notre « acharnement » technique. Même le « denier » peut être échangé, non pas en propriétaires mais en serviteurs.

3. Luc 1, 38 : « Je suis la servante du Seigneur, qu'il m'advienne selon Ta parole ». Comment, en effet, concilier la revendication moderne de gestion, de maîtrise de nos destinées (jusque dans la procréation : contraception, avortement), et cet acquiescement sans condition au mystère de la Création ?

4. Mat. 24, 38 : « On mangeait et buvait... » et Luc 12, 16 « Insensé, cette nuit même on va te demander ton âme... ». Ces deux passages doivent nous ramener inlassablement à l'essentiel : posséder, certes (et jouir de la vie), mais « comme ne possédant pas » dit Saint Paul ; ou, comme Saint Augustin : fais toute chose à la fois comme si le sort du monde en dépendait, et comme si tu devais mourir dans la minute qui suit et que cela n'ait aucune importance... (et encore, Cor. 10, 31 : « Soit que vous buviez, etc. »).

5. Jn 16, 21 : « La femme sur le point d'accoucher s'attriste parce que *son heure* est venue... » Ainsi de l'heure de la mort, qui nous accouche à nous-même... « Mais quand elle a enfanté, elle oublie les douleurs »...

6. Jn 11, 35 : Jésus, au tombeau de Lazare mort, pleura, parce qu'il l'aimait : il ne faut pas escamoter le chagrin ; comme il est impossible d'escamoter l'angoisse du Seigneur Jésus sur la Croix, même s'il s'agit du rappel d'un Psaume (22) de louange : « Eli, Eli, lema sabachtani » (Mat 27, 46).

7. Mc 12, 27 : « Il n'est pas un Dieu de morts mais de vivants » : Plusieurs significations pour ce véritable *slogan* d'espérance : a) notre résurrection à tous ; b) que dès cette vie, ce n'est pas la préoccupation morbide de la mort qui doit l'emporter mais le travail de la vie et la joie des vivants ; et ceci jusqu'au bout de la douleur proche de la mort. C'est un défi, un pari fou pour la vie jusqu'aux approches extrêmes de la mort !

8. Saint Paul : « Vous ne serez pas tenté au-dessus de vos forces [1] (I Cor 10, 13).

Il nous sera donné — il faut l'espérer — assez de ressources pour tenir auprès des mourants et à notre mort.

1. Exactement : « Il ne permettra pas que vous soyez tentés au-delà de vos forces. »

Pistes de réflexion

On aura trouvé dans cette brochure quelques « pistes de réflexion » et « pistes spirituelles » (les unes vont avec les autres, bien évidemment).

1. Le danger, en groupe, serait de tomber dans le commentaire et la discussion, chacun plaçant son avis. La brièveté d'une parole, d'un témoignage, le silence (la prière) valent tous les commentaires !

2. Pouvons-nous échapper à la reconnaissance lucide de notre angoisse commune devant la mort ?

Ceux qui auraient dépassé ce stade « narcissique » de notre petit moi auront la simplicité de le dire, avec la pudeur et l'humilité des heureux de ce monde ; et un grand respect pour la foule des faibles, des lâches, des boiteux, des aveugles, « hommes de peu de foi » que nous sommes — à qui, peut-être, il est demandé autre chose : de témoigner de l'humanité de Jésus et de son angoisse au Mont des Oliviers et sur la Croix.

Notre lente évolution vers l'acceptation de la mort prolonge la grande affaire de notre vie : nous accepter tels que nous sommes, comme nous avons à accepter les autres et le monde tels qu'ils sont, — tout en travaillant à notre libération commune.

Cette maturation (avant la conversion finale, le saut suprême, qui se font attendre, beaucoup attendre...), passe *d'abord* par l'acceptation de notre haine de la mort.

Pourquoi détourner les yeux de notre lâcheté ? Nous ne sommes pas propriétaires de notre courage. Ne pas nous gargariser de formules, ni d'illusions. C'est un fait : *nous ne sommes pas faits pour mourir*.

La grande affaire est de comprendre cette incompréhensible contradiction. Biologiquement, nous sommes agencés pour nous reproduire et disparaître. Pourtant, notre refus de la mort est preuve que *nous ne sommes pas faits pour mourir.* « Je ne suis pas un Dieu de morts mais de vivants » (Mc 12, 27). L'homme passe l'homme : il y a en lui la vocation et la tentation de l'Infini. Bien des conduites témoignent de cette ambition démesurée de l'homme qui veut dépasser sa condition mortelle (p. ex. l'acharnement thérapeutique), parce qu'en dépit des apparences et des faits les moins contestables (le cadavre qui pourrit), il « se souvient » de ses origines, et qu'il est « l'héritier présomptif » de l'immortalité. En d'autres termes, il pressent ce que la *bonne nouvelle* lui révèle et lui confirme : qu'il est le fils adoptif de son créateur.

Dans le mal comme dans le bien, la démesure est la caricature de notre vocation d'éternité, sous des déguisements méconnaissables (la puissance, l'avarice, le prestige, l'acharnement médical). Tout comme *l'idolâtrie* témoigne du Dieu qu'elle trahit ; et la lettre traduit l'*esprit* qu'elle trahit.

3. Revenir à nos expériences : nos mourants proches ; nos chances de dialogue avec eux, d'approfondissement par eux ; comme nos rendez-vous manqués...

Pour les professionnels de la santé, les « professionnels de la mort » que nous sommes aussi, il ne faudra pas oublier de faire état de notre expérience technique, à l'hôpital et à domicile dans la famille. Rares sont les médecins qui possèdent la formation technique et spirituelle pour maintenir une « hospitalisation à domicile » des mourants. J'en connais. Leur témoignage est important.

Nous assistons à une déportation des mourants à l'hôpital, parce que l'outillage technique et spirituel manque aux soignants ; et parce que la famille est au bureau ou à l'usine.

4. On trouvera dans cette brochure à deux reprises une critique de cette affirmation de plus en plus courante « qu'il ne faut pas cacher ou voler la vérité au malade condamné ».

De même, que signifie cette autre revendication : *« choisir sa mort »*, et la notion de *liberté* que ce choix implique ? Autant il faut être attentif à respecter une liberté dans les termes où il lui est possible de s'exprimer, autant il faut savoir que cette liberté est le plus souvent illusoire, limitée, et qu'elle se fait illusion sur elle-même.

A cette réflexion sur la liberté, il faut joindre celle portant sur la *responsabilité* de chacun, par exemple de celui qui porte la main sur une vie pour en trancher le cours (réanimation, avortement, euthanasie, peine de mort)[1]. Il y a des fausses respectables responsabilités qui ont belle apparence

5. La légalisation de l'avortement en France (sous le nom pudique d'I.V.G.) nous met au rouet. J'ai reçu une lettre indignée parce que j'ai tenté d'apporter une distinction entre avortement et infanticide. J'ai moi-même hésité entre ces deux phrases d'apparence contraire : « L'avortement n'est pas un meurtre comme les autres » ; et « l'avortement est un meurtre comme les autres », mais prenant en compte le poids du « péché », c'est-à-dire la pression sociologique de notre monde qui a perdu en grande partie ses raisons de donner la vie (sinon de s'accrocher à la vie !).

6. Oui, que signifie après tout le *respect de la vie*, et comment éviter de le confondre avec l'*idolâtrie de la vie ?* Toute une partie de cette brochure introduit à cette réflexion, sans prétendre apporter une réponse péremptoire.

Le même discernement est requis pour ne pas confondre avortement de conscience et avortement de *convenance* ; acharnement thérapeutique de conscience, ou de *convenance*...

Tous ces débats, qui conduisent à trancher dans le vif, à prendre des *décisions* pratiques et vitales (c'est le moins qu'on puisse dire), requièrent une *critique* de nos vérités et de nos mensonges (conscients ou inconscients). Qui peut prétendre avoir nettoyé son écurie d'Augias, avoir achevé cette *critique ?*

7. Celui qui se surprend à prononcer en *propriétaire* : « Mon droit à ceci ou à cela, à la vie, à la mort », qu'il réfléchisse : nous ne sommes propriétaires de rien, mais serviteurs. Comment concilier Gen. 1, 28 (cf. réf. bibliques) et Lc 1, 38 « Je suis la servante du Seigneur... » Ainsi, de notre Seigneur-serviteur Jésus : (Jn 13,13) « Vous m'appelez Maître et Seigneur, et je le

1. L'opuscule a été écrit avant le vote de la loi abolissant la peine de mort en France. Mais le fond du problème demeure, non seulement parce que la peine de mort existe ailleurs (elle pourrait revenir chez nous en période de crise), mais parce qu'il subsiste secrètement, paradoxalement, en chacun de nous, un petit vengeur, un petit procureur qui ne serait pas, à la rigueur, contre la peine de mort dans certaines circonstances, (lorsqu'il se sent menacé, ou « la prison coûte trop cher... »). *Nous sommes des récidivistes potentiels de la peine de mort.*

suis. Si donc je vous ai lavé les pieds, moi le Seigneur et le Maître, vous aussi vous devez vous laver les pieds les uns aux autres » (Jn 13, 13).

Parallèlement, à ces notions de maîtrise (de responsabilité) et de service (obéissance), évoquez cette synthèse étrange du « missionnaire » qui *est conduit* en toutes choses, tout en *conduisant* en homme avisé son devoir d'état.

D'où : *technique et prière* : celle-ci n'est pas le résidu de celle-là, les deux s'épousent, s'informent et s'incarnent l'une dans l'autre. Jésus est « vrai Dieu vrai homme » : ainsi de la synthèse qui conduit à une interprétation moins dualiste du « Rendez à César… » (voir réf. bibliques).

DU MÊME AUTEUR

La guérison, P.U.F., Paris, 1955 (2e éd. 1966).
La culpabilité, A. Colin, Paris, 1957.
Médecine et médecins, Le Seuil, Paris, 1959.
Essai sur la signification du corps, Delachaux et Niestlé, 1963.
La douleur, Ed. de l'Epi, Paris, 1965.
L'équilibre humain, Le Centurion, Paris, 1966 *(épuisé).*
Connaissance de soi, connaissance d'autrui, Le Centurion, Paris, 1967 *(épuisé).*
Homme et sciences de l'homme, Ed. de l'Epi, Paris, 1968.
La solitude humaine, Le Centurion, Paris, 1969 *(épuisé).*
La sexualité libérée, Ed. de l'Epi, Paris, 1969.
Rester et devenir soi-même, Le Centurion, Paris, 1970.
Réussir sa vie, Le Centurion, Paris, 1971.
La séparation, Le Centurion, Paris, 1972.
Le défi de l'espérance, Le Centurion, Paris, 1973.
Nos liens de dépendance, Le Centurion, Paris, 1975.
La relation avec le malade, Ed. Privat, Toulouse, 1977.
L'homme double, Ed. de l'Epi, Paris, 1979.

Achevé d'imprimer en septembre 1983
sur les presses de l'Imprimerie Laballery et Cie
58500 Clamecy

Dépôt légal : septembre 1983
Numéro d'éditeur : D/1983/0075/27 - Numéro d'imprimeur : 305039